中医经典文库

医理真传

清·郑寿全　著

于永敏　校注

中国中医药出版社

·北　京·

图书在版编目（CIP）数据

医理真传/（清）郑寿全著；于永敏校注．—北京：
中国中医药出版社，2008. 9（2022.7重印）
（中医经典文库）
ISBN 978-7-80089-178-6

Ⅰ.医…　Ⅱ.①郑…②于…　Ⅲ.方书-中国-清代
Ⅳ. R289. 349

中国版本图书馆 CIP 数据核字（2000）第 28332 号

中国中医药出版社出版
北京经济技术开发区科创十三街 31 号院二区 8 号楼
邮政编码　100176
传真　010-64405721
保定市西城胶印有限公司印刷
各地新华书店经销

开本 850×1168　1/32　印张 5. 5　字数 102 千字
2008 年 9 月第 2 版　　2022 年 7 月第 8 次印刷
书号　ISBN 978-7-80089-178-6
定价　18.00 元
网址　www.cptcm.com

服务热线　010-64405510
购书热线　010-89535836
维权打假　010-64405753

微信服务号　zgzyycbs
微商城网址　https://kdt.im/LIdUGr
官方微博　http://e.weibo.com/cptcm
天猫旗舰店网址　https://zgzyycbs.tmall.com

如有印装质量问题请与本社出版部联系（010-64405510）

《中医经典文库》专家顾问委员会

前 言

中华医药源远流长，中医药理论博大精深，学说纷呈，流派林立，要想真正理解、弄懂、掌握和运用她，博览、熟读历代经典医籍，深入钻研，精思敏悟是必经之路。古往今来，凡是名医大家，无不是在熟读精研古籍名著，继承前人宝贵经验的基础上，厚积薄发、由博返约而成为一代宗师的。

故此，老一辈中医药专家都在各种场合呼吁“要加强经典学习”；“经典是基础，传承是关键”。国家有关行政部门也非常重视，在《国家中长期科学和技术发展规划纲要（2006~2020）》中就明确将“中医药传承与创新”确立为中医药领域的优先主题，国家中医药管理局启动了“优秀中医临床人才研修项目”，提出了“读经典，做临床”的口号。我们推出这套《中医经典文库》，也正是为了给广大中医学子阅读中医经典提供一套系统、精良、权威，经得起时代检验的范本，以倡导研读中医经典之风气，引领中医学子读经典、用经典，为提高中医理论和临床水平打牢根基。

本套丛书具有以下特点：①书目权威：丛书书目先由全国中医各学科的学科带头人、一流专家组成的专家指导委员会论证、筛选，然后经专家顾问委员会审核、确定，均为中医各学科学术性强、实用价值高，并被历代医家推崇的代表性著作，具有很强的权威性；②版本精善：在现存版本中精选其中的最善者作为底本，让读者读到最好的版本；③校勘严谨：聘请具有深厚中医药理论功底、熟谙中医古籍文献整理的专家、学者精勘细校，最大限度地还原古籍的真实面貌，确保点校的高质量。

在丛书出版之际，我们由衷地感谢邓铁涛、朱良春、李经纬、余瀛鳌等顾问委员会的著名老中医、老专家，他们不顾年迈，热情指点，让我们真切感受到老一辈中医药工作者对中医药事业的拳拳挚爱之心；我们还要感谢专家指导委员会的各位专家和直接参与点校整理的专家，他们不辞辛苦，兢兢业业，一丝不苟，让我们充分领略到中医专家的学者风范。这些都将激励我们更加努力，不断进取，为中医药事业的发展贡献出更多无愧于时代的好作品。

中国中医药出版社

2007 年 1 月

内 容 提 要

《医理真传》为清代名医郑寿全所著。四卷。系郑氏阅读陈修园先生医书一十三种之后，对书中分阴、分阳之实据，用药活泼之机关，略而不详者的一次补充。全书分题立论，条理清晰，诗解图文并茂。摄其要，有乾坤化育，人身性命立极，阴阳五行，气机盈缩，内因外因，阳虚阴虚，病情实据，分科立论，症候图解，方药释义等项。凡论深入浅出，言简意赅，尤其在治疗痢疾、产后瘀血腹痛、老年便秘、遗精、癫痫、目疾、喉症等病上，具有独到见解。

此次校刊，是以同治己巳年（1869 年）原刻初印本为底本，以光绪丁亥年（1887 年）五福堂刊本及民国丙寅年（1926 年）刊本为校本点校而成。可供中医临床、中西医结合工作者及广大的中医药爱好者参考。

点校说明

《医理真传》四卷，清·郑寿全著。寿全字钦安，四川省邛州（今邛崃县）东路白马庙人。他是清代同治年间蜀地蓉城名医，出身于儒门世家，其祖父郑守重为前清贡生。寿全幼承庭训，早年求师于省城成都名医刘芷塘先生，沉潜于斯二十余载。所览医书七十余种。凡《黄帝内经》、《周易》、《太极》、仲景垂法立方，皆能深得其义。中年之后，学有所悟，深明医理，临证医术精湛，踵门求治者，应接不暇。而郑氏从不居傲，用心诊病授徒，虚心求教者，终年不绝。晚年，为技传之后人，结合临证经验，著有医书三种行世。

其一，《医理真传》(1869 年刊行)，共四卷，主要论乾坤坎离、阴阳五行等中医基础理论。其二，《伤寒恒论》(1869 年刊行)，共十卷，主要是发挥仲景原文，详释方义，细析脉理，颇切实际。其三，《医法圆通》(1874 年刊行)，共四卷，主要为讨论杂病之书，辨明内外虚实，经方、时方之要，甚合临证实用。以上三书，今皆存。

《医理真传》一书，系郑氏阅读陈修园先生医书一十三种之后，对书中分阴、分阳之实据，用药活泼之机关，略而不详者的一次补充。全书分题立论，条理清晰，诗解图文并茂。撮其要，有乾坤化育，人身性命立极，阴阳五行，气机盈缩，内因外因，阳虚阴虚，病情实据，分科立论，症候题解，方药释义，活泼圆通等项，凡数十条。强调把握阴阳气血，熟谙六经辨证。其论深入浅出，言简意赅，医理证治，浑然一体。尤其在治疗痢疾、产后瘀血腹痛、老年便秘、遗精、癫痫、目疾、喉症等病上，有独到见解。郑氏用药上善用桂、附、参，被后世称为“火神派”代表人物。该书自刊行以来，几度刷印，颇受医人欢迎，在川、滇一带影响颇深，是一部中医临床识病、辨明医理的实用参考书。

此次校勘，是以同治己巳年（1869年）原刻初印本为底本，以光绪丁亥年（1887年）五福堂刊本，及民国丙寅年（1926年）刊本为校本。其具体处理方法如下：

一、原书为分卷目录，现经归纳整理，合为总目。

二、原书各卷首均有著、校者题款，“蜀南临邛郑寿全钦安著，同门汪天经叙五、易廷金华斋、李正鸿渐逵、冯景奎聚五同校”，现一并删去。

三、一般异体字、俗字从底本，前后使用不一者则律齐。

四、底本中的明显错字，均予迳改。

校注者

1991年11月

叙

医学一途，不难于用药，而难于识症。亦不难于识症，而难于识阴阳。阴阳化生五行，其中消长盈虚，发为疾病。万变万化，岂易窥测。诊候之际，尤多似是而非之处，辨察不明，用药鲜有不误人者也。

余蜀南临邛人也，迁居于成都省城。学医于芷唐刘太老夫子，指示《黄帝内经》、《周易太极》、仲景立方立法之旨。余沉潜于斯，二十余载，始知人身阴阳合一之道，仲景立方垂法之美。所览医书七十余种，每多各逞己见，亦未尝不讲仲景之法。然或言病，而不道其病之所以然。或言方，而不探其用方之所以妙。参差间出，使人入于其中而茫然。近阅闽省陈修园先生医书一十三种，酌古准今，论深注浅，颇得仲景之微，亦且明透。其中分阴分阳之实据，用药活泼之机关，间有略而未详者。余不揣鄙陋，以管窥之见，谨将乾坤化育，人身性命立极，与夫气机盈缩，内因外因，阳虚阴虚，病情实据，用方用法，活泼圆通之妙，详言数十条，以明仲景立法垂方之苦心，亦足以补修园先生之未逮。因志在活人，遂不知其言之妄也，高明谅之。

同治己巳菊月蜀南临邛钦安郑寿全书

目　录

卷一

乾坤大旨

☰乾为天，属金，纯阳也。称为老父、老阳、老子，又名曰“龙”。

☷坤为地，属土，纯阴也。称为老母、老阴。乾坤交媾，化生六子。乾之初爻，乘于坤之初爻，而生长男，震也。乾之二爻，乘于坤之二爻，而生中男，坎也。乾之三爻，乘于坤之三爻，而生少男，艮也。故曰乾道成男。初爻、二爻、三爻，喻乾金，真精，真气发泄之次序也。坤之初爻，乘于乾之初爻，而生长女，巽也。坤之二爻，乘于乾之二爻，而生中女，离也。坤之三爻，乘于乾之三爻，而生少女，兑①也。故曰坤道成女。初爻、二爻、三爻，喻坤土。真阴流露之度数也。乾坤六子，长少皆得乾坤性情之偏。惟中男、中女，独得乾坤性情之正。人禀天地之正气而生，此坎离所以为人生立命之根也。

① 兑 原作“免”，据文义改。

坎卦诗

奭天施地孕水才通，一气含三造化工，万物根基从此立，生生化化沐时中。

坎卦解

坎为水，属阴，血也，而真阳寓焉。中一爻，即天也。天一生水，在人身为肾，一点真阳，含于二阴之中，居于至阴之地，乃人立命之根，真种子也，诸书称为真阳。真阳二字各处讲解，字眼不同，恐初学看书，一时领悟不到，以致认症不清。今将各处字眼搜出，以便参究。

真阳二字，一名相火，一名命门火，一名龙雷火，一名无根火，一名阴火，一名虚火。发而为病，一名元气不纳，一名元阳外越，一名真火沸腾，一名肾气不纳，一名气不归源，一名孤阳上浮，一名虚火上冲。种种名目，皆指坎中之一阳也。一阳本先天乾金所化，故有龙之名。一阳落于二阴之中，化而为水，立水之极，是阳为阴根也。水性下流，此后天坎卦定位，不易之理也。须知此际之龙，乃初生之龙，龙指坎中一阴也。不能飞腾而兴云布雨，惟潜于渊中。以水为家，以水为性，遂安其在下之位，而俯首于下也。若虚火上炎等症，明系水盛。水即阴也。水盛一分，龙亦盛一分。龙即火也。水高一尺，龙亦高一尺，是龙之因水盛而游。非龙之不潜而反其常。故经云阴盛者，阳必衰。即此可悟用药之必扶阳抑阴也。乃市医一见虚火上冲等症，并不察其所以然之要，开口滋阴降火，自谓得其把握，独不思本原阴盛阴盛二字，指水旺阳虚阳虚二字，指君火弱。今不扶其阳，而更滋其阴，实不啻雪地加霜，非医中之庸手乎。余亦每见虚火上冲等症，病人多喜饮热汤，冷物全不受者，即此更足证滋阴之误矣。又有称桂、附为引火归源者，皆未识其指归，不知桂、附、干姜，纯是一团烈火，火旺则阴自消，如日烈而片云无。况桂、附二物，力能补坎离中之阳，其性刚烈至极，足以消尽僭上之阴气，阴气消尽，太空为之廓廓，自然上下奠安，无偏盛也，岂真引火归源哉。历代诸家，俱未将一阳潜于水中底蕴搜出，以致后学茫然无据，滋阴降火，杀人无算，真千古流弊，医门大憾也。

离　卦　诗

☲地产天成号火王，阴阳互合隐维皇，神明出入真无定，个里机关只伏藏。

离卦解

离为火，属阳，气也，而真阴寄焉。中二爻，即地也。地二生火，在人为心，一点真阴藏于二阳之中，居于正南之位，有人君之象，为十二官之尊，万神之宰，人身之主也，故曰心藏神。坎中真阳，肇自乾元一也。离中真阳，肇自坤元二也。一而二，二而一，彼此互为其根，有夫妇之义，故子时一阳发动，起真水上交于心。午时一阴初生，降心火下交于肾，一升一降，往来不穷，性命于是乎立。

气血两字作一卦解

凡天地之数，起于一，一属阳，气也。一生二，二属阴，血也。一合二而成☰，气无形而寓于血之中是也。二合一而成☲，血有形而藏于气之内是也。经云：气能统血即此意也。气血两字，作一坎卦解之也可，即作一离卦解之也可，即作坎离二卦解之也亦可。予恒曰：以藏府分阴阳，论其末也；以一坎卦解之，推其极也。又曰：人身一团血肉之躯，阴也，全赖一团真气运于其中而立命，亦可作一坎卦以解之。

君相二火解

按：君火，凡火也。相火，真火也。凡火即心，真火即肾中之阳。凡火居上以统乎阳，阳重而阴轻也，故居上为用。离卦二阳爻是也。真火居下以统乎阴，阴重而阳轻也，故居下为体。坎卦一阳爻是也。二火虽分，其实一气，离卦二阳爻，坎卦一阳爻，合之而成乾。人活一口气，即此乾元之气也。因乾分一气落于坤宫，遂变出后天世界，此君相二火之由来。诚阴阳之主宰也。如上之君火弱，即不能统上身之关窍精血，则清涕、口沫、目泪、漏睛、鼻齿出血，诸症作矣。如下之相火弱，即不能统下身之关窍精血，则遗尿、滑精、女子带下、二便不禁，诸症作矣。顾二火不可分，而二火亦不胜合。所以一往一来，化生中气。二火皆能生土，上者生凡土，即胃。下者生真土，即脾。二火化生中土，先后互相赖焉。遂分二气而为三气也。故曰三元，又曰三焦。经云：无先天而后天不立，无后天而先天亦不生。此先后三元之实义也。如中宫不得二火之往来熏蒸，即不能腐熟谷水，则完谷不化，痰湿痞满诸症作矣。上、中、下三部，可见是一团火也。如上下二火俱不足，则在上者，有反下趋之症，如心病移于小肠，肺病移于大肠是也。在下者，有反上腾之病，如虚火牙疼、咳血、喘促、面目浮肿、喉痹之类是也。其中尤有至要者，有阴气上腾，而真火不与之上腾者。有阴气上腾，而真火即与之上腾者，此处便要留心。若上脱之机关已露，其脉浮空，气喘促，尚未见面赤身热汗出者，此阴气上腾，而真火尚未与之俱腾也。若见面赤身热汗出者，此阴气上腾而真火亦与之俱腾矣。病至此际，真欲脱也。凡见阴气上腾诸症，不必延至脱时而始用回阳，务见机于早，即以回阳镇纳诸方投之，方不致酿成脱症之候矣。亦有阳气下趋而君火未与之下趋者，有阳气下趋而君火即与之下趋者，此际不可玩忽。若下脱之机关已具，其脉细微欲绝，二便血下如注，或下利清谷益甚，四肢虽冷，尚觉未寒，二便之门尚能禁者，此阳气下趋，而君火尚未与之俱趋也。若四肢寒甚，二便利甚，不自禁者，此阳气下趋而君火亦与之俱趋也。病至此际，真欲脱也。凡见阳气下趋诸症，不必定要现以上病情，而始用逆挽，务审机于先，即以逆挽益气之法救之，自可免脱症之祸矣。盖从下而竭于上者，为脱阳。坎中之阳，天体也，故脱从上。从上而竭于下者，为脱阴。离中之阴，地体也，故脱从下。阳欲脱者，补阴以留之，如独参汤是也。阴欲脱者，补阳以挽之，如回阳饮是也。亦有阳欲脱者，不必养阴，阴盛而阳即灭。阴欲脱者，不必补阳，阳旺而阴立消。此皆阴阳之变也。学者务细心体会，便得一元分合之义矣。

真龙约言

夫真龙者，乾为天是也。乾体属金，浑然一团，无一毫渣滓尘垢，古人以龙喻之，言其有变化莫测之妙。乾分一气落于坤宫，化而为水，阴阳互根，变出后天坎离二卦，人身赖焉。二气往来，化生中土，万物生焉，二气亦赖焉。如坎宫之龙，坎中一爻，乾体所化。初生之龙也，养于坤土之中。故曰：见龙在田。虽无飞腾之志，而有化育之功。是水也，无土而不停蓄。龙也，无土而不潜藏。故土覆水上，水在地中，水中有龙，而水不至寒极，地得龙潜，而地即能冲和，水土合德，世界大成矣，窃思天开于子，子时一阳发动故也。而龙降焉。龙降于子，至巳而龙体浑全，飞腾已极。故五、六月雨水多，龙亦出，皆是龙体浑全。极则生一阴，一阴始于午，至亥而龙体化为纯阴已极，极则生一阳，故曰复一。一也者，真气也，天之体也。气虽在下，实无时而不发于上也。若离中真阴，地体也，虽居于上，实无时而不降于下也。故《易》曰："本乎天者亲上，本乎地者亲下。"此阴阳升降之要，万古不易之至理也。业医者，果能细心研究，即从真龙上领悟阴阳，便得人身一付全龙也。

五行总括图

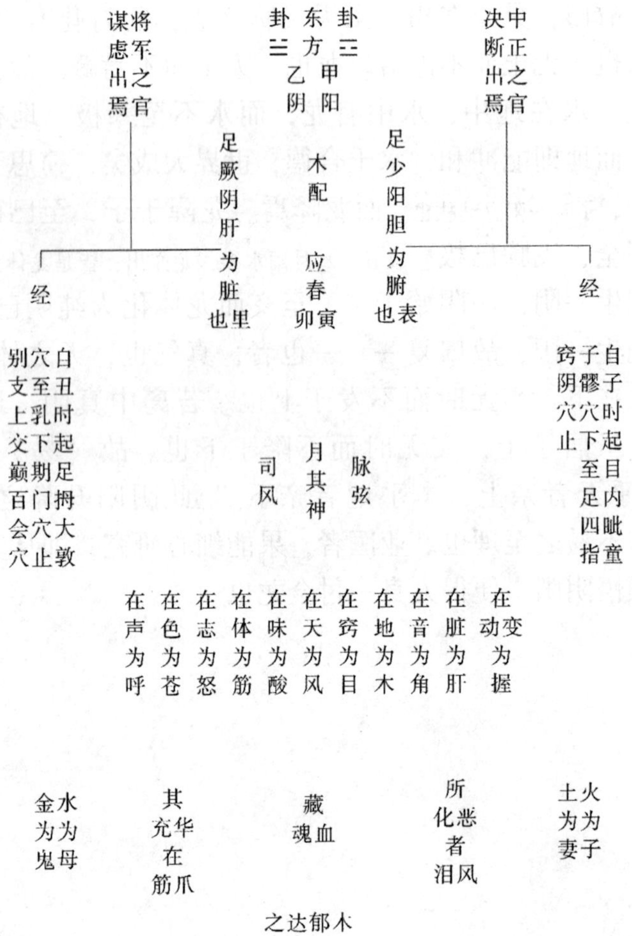
将军之官
谋虑出焉
卦☲
东方
甲阳
乙阴
卦☳
中正之官
决断出焉
足厥阴肝为脏
也里
木配
应春
卯寅
足少阳胆为腑
也表
经
白丑时起足拇大敦
穴至乳下期门穴止
别支上交巅百会穴
经
自子时起目内眦童
子髎穴下至足四指
窍阴穴止
司风
月其神
脉弦
在变动为握
在脏为肝
在音为角
在地为木
在窍为目
在天为风
在味为酸
在体为筋
在志为怒
在色为苍
在声为呼
水为母
金为鬼
其华在爪
充在筋
藏血
魂
所恶风
化者泪
火为子
土为妻
之达郁木

卦☰　西方　卦☱

相傅之官　制节出焉

庚阳　辛阴

传道之官　变化出焉

手太阴肺　金配　手阳明大肠

经　里为脏也　申应秋酉　表为腑也　经

自寅时起腋膀中府穴至手大指少商穴止

脉毛　月其神　司燥

自卯时起手食指商阳穴至鼻旁迎香穴止

在变为咳　在色为白　在脏为肺　在体为皮　在地为金　在天为燥　在音为商　在声为哭　在窍为鼻　在味为辛　在志为忧

水为子　木为妻

藏魄　所恶者寒　化涕

饮冷伤肺

华毛　其在　充皮

土为母　火为贼

金郁洪之

卦☲ 南方 卦☲

丙阳 丁阴

君主之官 神明出焉

受盛之官 化物出焉

手少阴心 为脏里也

火配 应夏 巳午

手太阳小肠 为腑表也

经

自午时起腋下极泉穴至手小指少冲穴止

经

自未时起手小指少泽穴至耳中听宫穴止

脉洪

月其神

司火

在变为忧 在色为赤 在体为脉 在脏为心 在地为火 在天为热 在音为征 在窍为舌 在味为苦 在志为喜 在声为笑

土为子 金为妻

恶热 所藏者神 化汗

火郁发之

其华在面 充在脉

木为母 水为贼

☵卦　北方　☵卦

壬阳　癸阴

州都之官　津液藏焉　气化则能出焉

作强之官　伎巧出焉

足太阳　木配　足少阴

膀胱为腑　表也

应冬　戌亥

肾为脏　里也

经　　经

自申时起目内睛明穴至足小指至阴穴止

自酉时起足心涌泉穴至胸前俞府穴止

脉石　月其神　司水

在音为羽　在色为黑　在藏为肾　在体为骨　在地为水　在天为寒　在声为呻　在窍为耳　在味为咸　在志为恐　在变为栗

木为子　火为妻

藏志　所恶者燥　化唾

久立伤骨

其华在发　充在骨

金为母　土为贼

水郁折之

卦☷ 中央 卦☵

戊阳 巳阴

仓廪之官 五味出焉

谏议之官 知周出焉

足阳明胃 为腑也表

土配 应四季 辰戌丑未

足太阴脾 为脏也里

经 自辰时起目下承泣至足次指厉兑穴止

经 自巳时起足拇隐白穴至腋下大包穴止

脉缓 月其神 司湿

在变为哕 在色为黄 在体为肉 在藏为脾 在地为土 在天为湿 在音为宫 在窍为口 在味为甘 在志为思 在声为歌

金为子 水为妻

恶湿 所藏者意 化涎

土郁夺之

其华在唇 充在肉

火为母 木为贼

手少阳三焦决渎之官，水道出焉。经自亥时起，无名指关冲穴，至眉毛丝竹空穴止。

手厥阴包络使臣之官，喜乐出焉。经自戌时起，乳后天池穴，至手中指中冲穴止。

二经分配共成十二经。包络，一名膻中。细考即护心油。

三焦部位说

上焦统心肺之气，至膈膜。中焦统脾胃之气，自膈膜下起而至脐中。下焦统肝肾之气，自脐中起而至足。上焦天也，即上元。中焦地也，即中元。下焦水也，即下元。天气下降于地，由地而入水，水气上升于地，由地而至天。故曰：地也者，调和阴阳之枢机也。三焦之气，分而为三，合而为一，乃人身最关要之府，一气不舒，则三气不畅，此气机自然之理，学者即在这三焦气上深取化机，药品性味探取化机，便得调和阴阳之道也。

五运所化 司天在泉图

甲己化土
己庚化金
丙辛化水
丁壬化木
戊癸化火
如甲己之岁以土运统之余同推

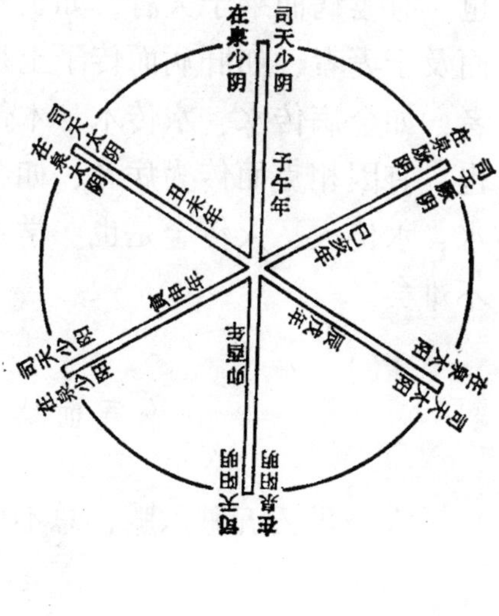

五行本体受病相传为病

天地化生五行，其中不无偏盛也。姜五行各秉一脏，各行一气，各主一方，各司一令，各有所生，各有所化，各有所制，各有所害。所以东方生风木，司春令，在人为肝，肝气不舒，则发而为病，病有盛衰。南方生热火，司夏令，在人为心，心气不舒，则发而为病，病有盛衰。长夏生湿土，主四季，在人为脾，脾气不舒，则发而为病，病有盛衰。西方生燥金，司秋令，在人为肺，肺气不舒，则发而为病，病有盛衰。北方生寒水，司冬令，在人为肾，肾气不舒，则发而为病，病有盛衰。此五行本体之为病也。而更有母病及子者，如金病而移于肾是也。子病及母者，如肾病而移于肺是也。有妻病而乘于夫者，如土病而传于肝是也。有夫病而及于妻者，如肝病而传于土是也。有因相生而传为病者，如金病传水，水传木，木传火，火传土，土传金是也。有因相克而传为病者，如金病传木，木传土，土传水，水传火，火传金是也。学者若留心于此，而治病便不难矣。

论气血盛衰篇

人身虽云五脏六腑，总不外乎气血两字。学者即将气血两字，留心讨究，可无俟他求矣。夫气有余便是火，火旺者阴必亏。如仲景人参白虎汤、三黄石膏汤，是灭火救阴法也。芍药甘草汤、黄连阿胶汤，是润燥扶阴法也。四苓滑石阿胶汤、六味地黄汤，是利水育阴法也。气不足便是寒，寒盛者阳必衰。如仲景四逆汤、回阳饮，是温经救阳法也。理中汤、甘草干姜汤，是温中扶阳法也。附子细辛汤、真武汤，是温肾助阳法也。后贤改用滋阴降火之法，是套人参白虎润燥救阴诸法，而以之治气有余之症，法则可从，若用之于气不足之人，则失之运矣。

辨认一切阳虚症法

凡阳虚之人，阴气自然必盛。阴气二字指水旺，水即血也。血盛则气衰，此阳虚之所由来也。外虽现一切火症，此火名虚火，与实火有别，实火本客气之阳经，抑郁所致。虚火即阴气上僭，阴指水，气即水中先天之阳，故曰虚火。水气以下渗为顺，上行为逆，实由君火太弱，不能镇纳，以致上僭而为病。近似实火，俱当以此法辨之，万无一失。阳虚病，其人必面色唇口青白，无神，目瞑，倦卧，声低，息短，少气，懒言，身重，畏寒，口吐清水，饮食无味，舌清滑或黑润青白色，淡黄润滑色，满口津液，不思水饮，即饮亦喜热汤，二便自利，脉浮空，细微无力，自汗肢冷，爪甲青，腹痛囊缩，种种病形，皆是阳虚的真面目。用药即当扶阳抑阴。扶阳二字，包括上、中、下。如桂枝、参、芪扶上之阳，姜、蔻、西砂扶中之阳，天雄、附子、硫黄扶下之阳。然亦有近似实火处，又当指陈。阳虚症有面赤如朱而似实火者，元阳外越也，定有以上病形可凭。有脉极大，劲如石者，元阳暴脱也，定有以上病形可凭。有身大热者，此条有三，一者元阳外越，身必不痛不渴，无外感可凭。一者产妇血骤虚，阳无所附。一者吐血伤阴，元气无依，吐则气机发外，元气亦因而发外也。有满口齿缝流血者，阳气虚不能统血，血盛故外越也。有气喘促，咳嗽痰涌者，肺为清虚之府，着不得一毫阴气。今心肺之阳不足，故不能制僭上之阴气也。阴气指肾水、肾火。此条言内伤。有大小便不利者，阳不足以化阴也，定有以上症形可凭。此处略具一二，再玩阳虚门问答便知。

辨认一切阴虚症法

凡阴虚之人，阳气自然必盛。阳气二字指火旺，火旺则水亏，此阴虚之所由来也。外虽现一切阴象，近拟阳虚症，俱当以此法辨之，万无一失。阴虚病，其人必面目、唇口红色，精神不倦，张目不眠，声高响亮，口臭气粗，身轻恶热，二便不利，口渴饮冷，舌苔干黄或黑黄，全无津液，芒刺满口，烦躁谵语或潮热盗汗，干咳无痰，饮水不休，六脉长大有力，种种病形皆是阴虚的真面目，用药即当益阴以破阳。益阴二字，包括六阴在内，照上气血盛衰篇，论气有余便是火一段，存阴、救阴、化阴、育阴诸方俱备，仔细揣摩，便知阴虚之道也。然亦有近似阳虚者，历指数端。阴虚症，有脉伏不见，或细如丝，而若阳虚极者，热极则脉伏也，定有以上病形可凭。有四肢冷如冰，而若阳绝者，邪热内伏，而阳气不达四末也，定有以上病形可凭。有忽然吐泻，大汗如阳脱者，此热伏于中，逼出吐泻也，定有以上病形可凭。有欲言不能，而若气夺者，热痰上升，蔽壅也，定有以上病形可凭。此处不过具其一二。余于阴虚症作有回答数十条，反复推明，细玩便知。

按：阴虚症皆缘火旺，火即气。火盛则伤血，此千古不易之理。后贤专以火立论，而阴虚症之真面目尽掩矣。仲景存阴、化阴、育阴、救阴之法俱废，无人识矣，今特证之。

外感说

夫病而曰外感者，病邪由外而入内也。外者何？风寒暑湿燥火，六淫之气也。人若调养失宜，阴阳偶乖，六邪即得而干之。六气首重伤寒，因寒居正冬子令，冬至一阳生，一年之气机，俱从子时始起。故仲景先师，首重伤寒，提出六经大纲。病气挨次传递，始太阳而终厥阴。论伤寒，而暑湿燥火风俱括于内。论六日传经，而一年之节令已寓于中，真是仙眼仙心，窥透乾坤之秘，立方立法，实为万世之师。学者欲入精微，即在伤寒六经提纲病情、方法上探求，不必他书上追索。须知伤寒论阳明，而燥症之外感已寓其方，论太阴，而湿症之外感可推其药。他如言少阳、少阴、厥阳，而风火之外感，亦莫不具其法也。世之论外感者，务宜于仲景伤寒书上求之可也。

病之浅深轻重，固是不同，总不外乎六经。六经各有提纲病情，昭然如日月之经天，丝毫莫混，学者只要刻刻将提纲病情，熟记胸中，再玩后之六经定法贯解，细心领会，便得步步规矩，头头是道之妙，方可以为世之良医也。

内伤说

内伤之论多矣，诸书统以七情赅之。喜盛伤心，怒盛伤肝，恐惧伤肾，忧思伤脾，悲衰伤肺，是就五脏之性情而论也，而余则统以一心括之。夫心者，神之主也。凡视听言动及五劳等情，莫不由心感气，人若心体泰然，喜怒不能役其神，忧思不能夺其柄，心阳不亏，何内伤之有乎。凡属内伤者，皆心气先夺，神无所主，不能镇定百官，诸症于是蜂起矣。此等症，往往发热咳嗽，少气懒言，身重喜卧，不思饮食，心中若有不胜其愁苦之境者。是皆心君之阳气弱，阳气弱一分，阴自盛一分，此一定之至理也。阳气过衰，即不能制阴。阴气过盛，势必上干。而阴中一线之元阳，热必随阴气而上行，便有牙疼、腮肿、耳肿、喉痛之症。粗工不识，鲜不以为阴虚火旺也。不知病由君火之弱，不能消尽群阴，阴气上腾，故牙疼诸症作矣。再观于地气上腾，而为黑云遮蔽日光，雨水便降，即此可悟虚火之症，而知为阳虚阴盛无疑矣。古人有称痨字从火者，即是内伤之主脑，惜乎言之未畅，而说之未当也。余故反复推明虚火之由，以为将来告。

望色歌

望色无他术，专在神气求。实症多红艳，虚症白青浮。部位须分定，额心，骸肾，鼻脾，左腮肝，右腮肺。生克仔细筹。吉凶都可料，阳浮记心头。久病之人，未受外感，忽而现红光若无病者，乃元阳外越，旦夕死亡之征。

闻声歌

细听呼与吸，呼出心肺，吸入肝肾。痰喘有无声。呃逆分新久，微言微也厉声大也判缩盈。抑郁多长气，腹痛定呻吟。谵语虚实异，留神仔细评。阳明实症谵语，乃热甚神昏。热极者，狂叫喜笑不休。少阴虚寒证，言语错乱若谵语，其实非谵语也，乃气虚阳脱，神无所主也。

问症歌

探病须细问，疼痛何由生。寒热分新久，痞满判重轻。喜饮冷和热，二便黄与清。妇女胎产异，经信最为凭。

切脉歌

脉分上中下，浮沉迟数衡。有力与无力，虚实自然明。大小兼长短，阴阳盛衰情。二十八脉象，堪为学者绳。脉之一途，千变万化，总在这阴阳二字上求之，其要不出浮沉迟数，有力与无力耳。李士材之二①十八脉，虽说繁冗，然逐部以言病，亦大费苦心，初学者不可少，此特明其要。

伤寒六经提纲病情

一曰太阳，以脉浮，头痛，项强恶寒，八字为提纲。恶寒二字为病情。

二曰阳明，以胃家实，三字为提纲。恶热。二字为病情。

三曰少阳，以口苦，咽干，目眩，六字为提纲。喜呕。二字为病情。

四曰太阴，以腹满而吐，食不下，自利益甚，时腹自痛，若下之，必胸下结硬。二十三字为提纲。食不下。三字为病情。

五曰少阴，以脉微细，但欲寐，六字为提纲。但欲寐。三字为病情。

六曰厥阴，以消渴，气上冲心，心中疼热，饥而不欲食，食则吐蛔，下之利不止，二十四字为提纲。不欲食。

① 二 原作“三”，据文义改。

三字为病情。

六经定法贯解

凡病邪初入，必由太阳。太阳为寒水之区，居坎宫子位。人身之气机，日日从子时发起，子为一阳，故曰太阳，太阳如天之日，日从东海而出，海为储水之区，水性主寒，故曰太阳寒水。无微不照，阳光句内而发外，一身上下四旁，莫不毕照焉，所以主皮肤，统营卫，为一身之纲领。然太阳底面，即是少阴肾经，相为表里也。若太阳病，过发汗则伤少阴肾经中之真阳，故有亡阳之虞。所以近来医家、病家，畏桂、麻二汤发汗等于砒毒，毫不敢用。由其不知桂、麻二汤非发汗之剂，乃协和营卫之方也。营卫协和，则向之伏于皮毛肌肉间者，今皆随汗而尽越于外矣。邪出于外，则表气疏，里气畅，病所以立解矣。至若发汗而致亡阳者，岂真麻、桂之为害哉。不知由其人内本先虚，复感寒邪，今得桂、麻协和阴阳，鼓邪外出，大汗淋漓，而肾中一线之元阳，乘气机之鼓动，而与汗俱出，实气机势时之使然，非桂、麻之必使人亡阳也。观于气实之人发汗，毫不为害，从可识矣。然则仲景又岂不知内虚之人，不可发汗乎？观于食粥与不食粥，微发汗，更发汗，中病即止诸句，仲景已于内虚之人，早为筹画矣。真是步步规矩，处处苦心，惜乎知之者寡耳。六经当以一贯解之，章旨太多，恐阅者易倦，仍将六经分解，参以附解，虽知分解，还是贯解，附解不在分、贯之列，分、贯是六经大旨，附解是补六经未发之大意。

附解：按六经以太阳为首，厥阴为终。经者，常道也。先天之真阳，原寄于肾，肾与膀胱相表里，肾为里，膀胱为表。真阳之气机发动，必先于太阳经，而后行于诸经，昼夜循环，周而复始。然太阳四面皆水，寒气布护，故曰太阳之上，寒气主之。真阳之气，此刻初生，阳气甚微，若太阳经病过发汗，则伤肾中之真阳，表阳被夺，里阳立消。故有亡阳之虞。须知太阳地界主寒，复感外寒之客气所犯，阻其真阳运行之机，故太阳之经症作。

二曰阳明，阳明地界主燥，客寒之气自太阳而走入燥地，寒邪便化为燥邪，燥邪入阳明经，而阻其真阳运行之机，则阳明之经症作。余仿此，学者务宜留心，六经各有表里，即有病经不病里处，详太阳附解。

太阳经证解

按：太阳一经，以寒为本，太阳之上，寒气主之故也。少阴为中气，肾与膀胱为表里。太阳为标。主外，是本经之标本中三气也。太阳一经为病，有经病，本经自病。有伤风症，经症中之兼症。有伤寒症，经症中之兼症。有两感症。经症中之兼症。有腑症，太阳中之里症。腑症之中，又有蓄尿症，蓄热症，蓄血症，癃闭症，腑症中恒有之病也。不可不知也。

经症者何？脉浮，头项强痛，恶寒发热是也。经病情形。兼自汗而恶风者，则为伤风症，是太阳之卫分，为风邪所伤也。主以桂枝汤，协和营卫，驱风外出，浅一层立法也。服此方而若解，则病愈。此刻节令之气寒，客风亦寒，故曰风寒。寒气即是风气，风气即是寒气。仲景以风寒冠旨，一示厥阴循环之意，一示风轮主持大世界之意，风字宜活看。

经症而兼无汗者，则为伤寒症，是太阳之营分，为寒邪所伤也。主以麻黄汤，大开腠理，俾营分之寒邪，尽从汗出，深一层立法也。服此方而若解，则病愈。此际若不知发汗，则病进从实，若过发汗则症变从虚，若妄下则症变从误。

经症而兼壮热、烦躁、脉浮紧者，则为两感症。是太阳之营卫，为风邪、寒邪所伤也。主以大青龙汤，营卫两解，风寒并驱，又深一层立法也。服此方而若解，则病愈。两感症，又有一日太阳而与少阴同病，亦名两感症。三阳症与三阴症同见，亦名两感症，用药即当解表温经。再看表里重轻，以上兼症三法，是本经恒有之候，非传经之谓也。传经法详附解。设若不解，不传经则必传腑。传经则现经症，传腑则现腑症。

腑症者何？口渴而小便不利是也，是邪由太阳之经而转入太阳之腑也。主以五苓散，化太阳之气，气化一行，小便亦利，邪亦可从此而出，病亦可从此而解矣。此处便是太阳首尾界限。至于腑症之中，另有蓄尿一症，病形小腹满，便短赤不利，口渴。盖膀胱乃储水之区，今为寒气所束，太阳之气微，不足以胜寒邪之气，气机于是乎不运矣。气机一刻不运，则所储之水即不能出，热必上涌而小腹作满，故名之曰蓄尿。主以五苓散倍桂，桂本辛温，力能化太阳之寒气，气化一行，小便得出，病亦立解，此法中之法也。另有蓄热一症，病形小腹不满，口渴，溺赤。由寒邪入腑，从太阳之标阳而化为热，热甚则必涸其所注之水，故小腹不满而便不利，故名之曰蓄热。主以五苓去桂加滑石，以清利其热。热邪一去，腑自立安。亦法中之法也。另有蓄血一症，病形水腹硬满，缘由寒邪入腑，阻其太阳之气机，而循行本经之血液失其常度，不得归经流入腑中，聚而不散，少腹硬满，故名之曰蓄血。主以五苓散中加桃仁、红花、当归、万年霜之类，从小便以逐其瘀，即可移危为安。皆不得之法也。另有癃闭一症，与热结膀胱不同。热结者，尿常可出一二点，此则胀翻出窍，尿不得出。由三焦气机不运，水道壅塞太甚，法宜升提，俾壅者立开，此下陷从上治法也。尿即得出，病亦可解。此皆不易之法也。此太阳一经，经腑症形如是，至于传经，详附解。

附解：太阳经，有经症初见，不传本经之腑而传阳明、少阳。三阳经症同见者，名三阳并病，即以三阳之法治之，如桂枝汤加葛根、柴胡是也。有经症初见，传阳明而不传少阳者，名二阳为病，即以二阳之法治之，如桂枝加葛根汤是也。又有三阳经症同见，而见太阴之腹满、自利，即于三阳表药中合理中之法治之。有经症初见，转瞬而见少阴之身重欲寐者，肾与膀胱为表里，表病而及里也，当从少阴之法治之，如麻黄附子细辛汤是也。表里不通，壮热烦躁者，大青龙是也。经症误下遂利者，桂枝加葛根汤是也。误下邪陷于内，故加葛根以举之。过汗而致汗不止者，桂枝加附子汤是也。下后而致脉促胸满者，桂枝去芍药是也。仲景之法，总在活法圆通，并无死法，方方皆有妙义，轻重大有经权，学者先将六经提纲、病情熟记于心，方能见病知源。六经所主气机乃为本，客气所生乃为病，客气往往随主气而化为病，故一经一经，病形不同，虽云伤寒二字冠首，因寒在子故也。

阳明经证解

按：阳明一经，以燥为本，阳明之上，燥气主之故也。太阴为中气，脾与胃为表里，阳明为标，主外是本经之标本中三气也。有经症，有里症，有腑症，不可不知也。以下承接上太阳经。太阳之寒邪未尽，热必传于阳明，则治阳明必兼治太阳。若全不见太阳之经症、腑症病情，独见阳明之经症、腑症，则专治阳明，方为合法。当知寒邪走入燥地，即从燥而化为燥邪，乃气机势时之使然也，寒邪化燥，乃本经病机主脑。经症者何？前额连眼眶胀痛，鼻筑气而流清，发热不恶寒。此际寒邪初入阳明之经，寒气尚有一线未化尽，故还见筑气流清涕之寒形，渐渐发热不恶寒。不恶寒三字，便是寒邪俱化为热也。邪在经尚可解肌，故用葛根汤以解肌，俾邪从肌肉而出。阳明主肌肉故也。此本经浅一层立法也。服此方而邪若解，则病愈。设若不解，有传少阳之经而不传本经之腑，有传本经之腑而不传少阳之经者出矣。便是分途处。若本经经症，合少阳之证症，名二阳合病，即以二阳之法治之，如葛根汤合柴胡汤是也。若本经经症而传入本经之里，则现口燥，心烦，汗出，恶热，渴欲饮冷，这便是里症情形。此刻全无一点寒形，尽是一团燥热之邪气盘据胃中，兼之胃乃多气多血之腑，邪热之气又合胃中之气，二火交煽于中，则邪热炽矣。热甚则血亏，故口燥，心烦，热蒸于外故汗出，内热太甚则乞救于外之水，而欲为之扑灭，故大渴饮冷，仲景用白虎汤以救之，有不使邪热归腑之意。深一层立法也。服此方而若解，则病愈。设若白虎力轻，未能扑灭其邪热，邪即入腑。便见张目不眠，声音响亮，口臭气粗，身轻恶热，大便闭塞等情，此际邪已归腑。邪至腑中，热已过盛，热盛必将肠胃中之血液灼尽，即肠胃中所存宿谷、糟粕中之津液必灼尽。胃中枯槁，阴气不得上交，所以张目不眠。胃火旺极，故声音响亮，口臭气粗，身轻恶热。肠胃此际无一毫血液运其糟粕，故大便闭塞。通身上下不啻一盆烈火，若不急为扑灭，顷刻将周身血液灼尽，脏腑有立坏之势也，主以大、小承气。苦寒陡进，推荡并行，火邪一灭，正气庶可复生。即有痞、满、实、燥、坚、谵语、狂走等情，皆缘热邪所致，俱当以此法为主，不可因循姑惜，酿成脱症之祸矣。阳旺极而阴必立消。

附解：病缘是伤寒为本，至于用大黄、芒硝、石膏之药，全不见伤寒面目，学者至此，每多茫然莫解，由其不知化机与六经所主耳。万病不出阴阳二字，阳极化阴，阴极化阳，自然之理。阴阳分布六经，六经各有所主之气，寒主太阳，燥主阳明，火主少阳，湿主太阴，热主少阴，风主厥阴。须知寒邪至燥也，寒气即化为燥邪，一定不易之理也。譬如一团冷物放于热物之中，顷刻冷物化为热物。一团热物放于冷物之中，顷刻热物化为冷物。知此化机，便得伤寒一贯之旨，庶可识仲景步步立法之苦心也。他经化机仿此。仲景以伤寒二字冠首者，寒居正冬子令，一阳初生，为一岁之首。一年分六气，六气配六经。一岁之气机可以六日括之，六日之气机又可以一日尽之。生生化化，循环不已，学者宜知。

少阳经证解

按：少阳一经，以火为本，少阳之上，相火主之故也。厥阴为中气，肝与胆为表里。少阳为标，主外，是本经之标本中三气也。有经症，有腑症，有半表半里症，不可不知也。以下承接阳明经。如阳明之邪未罢，势必传于少阳，则治少阳必兼阳明。如全不见阳明之经症、腑症，而独见少阳之经腑症者，则专治少阳方为合法。经症者何？头痛在侧，耳聋，喜呕，不欲食，胸胁满，往来寒邪是也。夫寒邪之客气，每至阳明燥地而化为燥邪，燥邪之客气未尽，遂传入少阳。客寒至阳明，从燥而化为燥邪，燥邪入少阳为病机主脑。盖少阳主枢，有枢转阴阳之道，今因燥邪之客气干之，阻其少阳条达之气机，正邪相击，故两侧头痛作矣。耳前后、两侧俱属少阳。胆脉入耳，燥邪干之，清窍闭塞，耳遂骤聋。木原喜乎条达，呕则气动，木气稍泄，病故喜呕。木气不舒，上克脾土，土畏木克，故不欲食。胸胁者，肝胆所主之界限也，肝胆不舒，胀满并作。即此便可悟客气之过也。客气详附解。少阳与太阴接壤，系阴阳交界之区，故曰半表半里。邪附于胆，出与阳争则热，入与阴争则寒，阳指阳明，阴指太阴。故有寒热往来也。主以柴胡汤专舒木气，木气得舒，枢机复运，邪自从枢转而出。此本经浅一层立法也。用药未当，邪不即出，则必入腑，即现口苦，咽干，目眩。六字乃本经腑症提纲。此际燥邪入腑，合本经标阳，燥与热合成一家，热甚则胆液泄，故口苦、咽干。肝开窍于目，与胆为表里，表病及里，里热太甚，必伤肝中所藏之血液，故目眩。主以黄芩汤，清其里热，里热一解，邪自灭亡。此本经深一层立法也。所谓半表半里症者何？即其所处之界，分而言之也，邪在三阳俱以表称，邪在三阴俱以里论。半表者从阳分，少阳与阳明、太阳为一家也。半里者从阴分，少阳与太阴接壤，太阴与少阴、厥阴为一家也。故诸书言疟病不离少阳，因其寒热之往来而决之于少阳也。表邪之为病，寒热无定侯、疟邪之为病，寒热有定候，以此别之。邪在少阳，不能从枢转而出，直趋阳明地界也，阳明主燥热，故病者发热。即热疟也。邪苟不趋阳明，而专趋太阴。太阴主寒，故病者发寒。即寒疟也。学者能于寒热二字探其轻重，则治疟不难也。

附解：有少阳经症初现，而合三阴为病者，即合三阴之法治之。须知伤寒有传经不传腑，传腑即不传经，更有直中太阴、少阴、厥阴。切切不可拘于一日太阳、二日阳明上面搜寻。总在这六经提纲病情上体会，即误治变逆，亦可知也。即本经自受之风，自受之寒，自受之热，皆可以辨也。伤寒一书，通体就在邪正两字，正气乃六经之本气也，寒为太阳之本气，燥为阳明之本气，火为少阳之本气，湿为太阴之本气，热为少阴之本气，风为厥阴之本气，六经之本气，乃一定不易之气也。六经只受得先天之真气，受不得外来之邪气。邪气即客气也，客气者何？风寒暑湿燥火是也。此六客者，天地常有之客也。正气旺者，客气不得而干之，正气弱者，客气即得而入之。六客皆能损人之气血，戕人之性命，故仲景首以寒客立论，先提出六经本气，后指出寒邪之客气。或在三阳，或在三阴。或病于经，或病于腑，或病于卫，或病于营。或随燥化，或随热化，或随湿化，或从火化，或从风化。或邪在表误下而入内，或邪在里误汗而变逆。出入变化，往来胜衰，皆客气流行自然之道，实因人身五脏六腑之偏盛致之也。学者务要识得六经本气，病情提纲，即能明客气之所在，而用药有据则不惑也。仲景虽未将六客逐位立论，举伤寒一端，而六客俱在也。即外之尸气、障气、疫气、四时一切不正之气，亦皆可仿此而推也。

太阴经证解

按：太阴一经，以湿为本，太阴之上，湿气主之故也。阳明为中气，胃与脾为表里。太阴为标，主外，是本经之标本中三气也。有经症，有五饮症，有着痹、行痹症，有阳黄、阴黄症，本经恒有之病。不可不知也。以下承接少阳经。如少阳之邪未罢，势必传入太阴，则治太阴必兼治少阳。若全不见少阳之经腑症，则专治太阴，方为合法。经症者何？腹满而吐，食不下，时腹自痛，自利益甚，手足自温是也。夫太阴主湿而恶湿，太阴为阴经，与阳经有别，寒邪由太阳、阳明、少阳，此际寒邪全化为热，并无寒邪之形。既有寒者，皆由太阳误下，而陷于内者有之，务要知得少阳火邪传到太阴，即从太阴湿而化为湿邪，为传经病机主脑。少阳之热邪入而附之，即从湿化。湿气太甚，阻滞中脘，邪乘于上则腹满而吐，邪乘于下则腹痛自利。四肢禀气于胃，邪犯脾未犯胃，故呈有吐利，而手足尚温也，主以理中汤，直守其中，上下自定，乃握要之道也。若桂枝倍芍药汤，是太阳经症误下，而寒邪陷入太阴之内也。三阴证，原不在发汗之例，不应用桂枝，若此方而用桂枝者，仍是复还太阳之表也，须知。

至于五饮症者何？夫饮者，水之别名也。即以一水字括之，不必另分名目，名目愈多，旨归即晦，学者更无从下手，故仲景列于太阴，太阴主湿，湿即水也。本经是水，复得外来之客水。水盛则土衰，土衰即不能制水，以致寒水泛溢，或流于左，或流于右，或犯心下，或直下趋，或化为痰，种种不一，故有五饮之说焉。经云：

脾无湿不生痰，即此一语，便得治五饮之提纲也。治法总不外健脾温中，除湿行水、燥脾为主。因其势，随其机，而导之利之，即得步步立法之道也。

所谓着痹、行痹者何？夫痹者，不通之谓也。经云：风寒湿三气合而为痹。风胜为行痹，寒胜为着痹，行痹流走作痛，着痹痛在一处。风为阳而主动，风行而寒湿随之，故流走作痛。寒为阴而主静，寒停不行，风湿附之，故痛处有定。风寒湿三气闭塞经络，往往从本经中气化成热邪，热盛则阴亏而火旺，湿热薰蒸。结于经隧，往往赤热肿痛，手不可近，法宜清热润燥。若忽尖起，不赤不痛，则为溢饮所致，又当温中除湿，不可不知也。

所谓阳黄、阴黄者何？夫黄者，土之色也，今为湿热蒸动，土象外呈，故周身皮肤尽黄。阳者，邪从中化。中者胃也，少阳之热不从太阴之湿化而从中化，胃火与湿合，薰蒸而色黄。阴者，邪从湿化。阳主有余，阴主不足。阳者主以茵陈五苓散，阴者主以附子理中汤加茵陈。立法总在湿热，阴阳二字分途。外验看病人之有神无神，脉之有力无力，声之微厉，则二症之盛衰立决矣。

附解：夫人身立命，全赖这一团真气流行于六步耳。真气乃人立命之根，先天种子也。如天日之流行，起于子宫，子为一，乃数之首也。六步即三阳经、三阴经也。以六步合而观之，即乾坤两卦也。三阳即乾卦，三阳即坤卦。真气初生，行于太阳经，五日而一阳气足。五日为一候，又为一元。真气行于阳明经，又五日而二阳气足。此际真气渐甚。真气行于少阳经，又五日而三阳气足。合之三五得十五日，阳气盈，月亦圆满。月本无光，借日之光以为光，三阳气足，故月亦圆也。此际真气旺极，极则生一阴。真气行于太阴经，五日而真气衰一分，阴气便旺一分也。真气行于少阴经，又五日而真气衰二分，阴气便旺二分也。真气行于厥阴经，又五日而真气衰极，阴气旺极也。三阳十五日，三阴十五日，合之共三十日，为一月。一月为一小周天，一岁为一大周天。一日为一小候。古人积日成月，积月成岁。乃不易之至理。一岁之中，上半岁属三阳，下半岁属三阴。一月之内，上半月属三阳，下半月属三阴。一日之内，上半日属三阳，下半日属三阴。一年之气机，即在一月尽之。一月之气机，又可以一日括之。三五而盈，三五而缩，盛衰循环不已，人身气机亦然。阴极复生一阳，真气由盛而衰，由衰而复盛，乃人身一付全龙也。人活一口气，即此真气也。须知天地以日月往来为功用，人身以气血往来为功用。气即火也，日也。血即水也，月也。人活天地之气，天道有恒，故不朽，人心无恒，损伤真气，故病故死。惟仲景一人，明得阴阳这点真机，指出三阴三阳界限，提纲挈领，开创渡世法门，为群生司命之主。后代注家专在病形上论三阴三阳，固是究未领悟气机，指出所以然之故。以致后学无从下手，虽记得三阳三阴，而终莫明其妙也。余故不惮烦，特为指出。

少阴经证解

按：少阴一经，以热为本。少阴之上君火主之故也。太阳为中气，小肠与心为表里。少阴为标。主外，是本经之标本中三气也。有经症，有协火症，有协水症，不可不知也。本经上火下水，上火即手少阴心，下水即足少阴肾。以下承接太阴经。太阴之客邪未罢，势必传于少阴，则治少阴必兼治太阴。若全不见太阴症，而专见少阴症，则专治少阴，方为合法。经症者何？脉微细，但欲寐是也。夫细微欲寐，少阴之病情悉具。元阳之虚，不交于阴。阴气之弱，不交于阳可知也。主以麻黄附子细辛汤，令阴阳交而水火合，非发汗之义也。世多不识。服此方而病可立解。立法之奇，无过于此。至于协火而动者何？病人真阳素旺，客邪入而附之，即从阳化而为热，热甚则血液必亏，故病见心烦不眠，肌肤燥熯，小便短而咽中干。法宜养阴以配阳，主以黄连阿胶汤，分解其热，润泽其枯。若协水而动者何？病人真阳素弱，阳弱阴必盛。客邪入于其中，即从阴化，阴气太盛，阳光欲绝，故病见目瞑倦卧，声低息短，少气懒言，身重恶寒，四肢逆冷。法宜回阳，阳旺阴自消，病庶几可愈矣。

附解：凡三阴症，从温补为要，是阴盛阳必衰，故救阳为急。三阳症，以解散清凉为主，是阳盛阴必亏，故救阴为先。然阳中有阴症，阴中有阳症，彼此互合，令人每多不解处，由其未将三阳、三阴各有配偶认清，遂把病机辨察不确，六经不啻尘封也。

厥阴经证解

按：厥阴一经，以风为本。厥阴之上，风气主之故也。少阳为中气，胆与肝为表里，厥阴为标。主外，是本经标本中三气也。有经症，有纯阳症，有纯阴症，有寒热错杂症，不可不知也。以下承接少阴经。少阴之客邪未罢，热必传于厥阴，则治厥阴必兼治少阴。若全不见少阴经症，而独见厥阴则专治厥阴，方为合法。经症者何？消渴，气上冲心，心中疼热，饥而不欲食，食则吐蛔，下之利不止是也。夫厥阴之木气，从下起而上合于手厥阴包络。包络主火，风火相合为病，风火相煽，故能消。火盛津枯，故见渴。包络为心之外垣，心包火动，故热气撞心而疼。木气太盛，上凌脾土，土畏木克，故饥而不欲食。蛔虫禀厥阴风木所化，故吐蛔。木既克土，土气大虚，若更下之，故利不止。是促其生化之机也。主以当归四逆汤、乌梅丸二方。当归汤是经证主方，乌梅丸是厥阴之总方。方中寒热并行，重在下降，立法大费苦心。细玩《长沙歌括方解》，便易明白。至于纯阳一症，乃客邪从本经之中气所化也。少阳主相火，客邪从火化。故见热深厥深，上攻而为喉痹，下攻而便脓血。外现张目不眠。口臭气粗之火象，有似阳明腑症形。在上则以黄连、二冬、阿胶、鸡子清。在下则以黄连、二冬、阿胶、鸡子黄治之，此润燥救阴之意也。若纯阴症者何？原由客邪入厥阴，不从中化，而从标化，标为至阴，客邪亦阴，故病见纯阴。外现必目瞑倦卧、身重懒言、四肢逆冷、爪甲青黑、腹痛拘争等形是也。法宜回阳，阳回则阴消，而病可瘳矣。至若错杂者何？标阴与中同病也，外现腹中急痛，吐利厥逆，心中烦热，频索冷饮，饮而即吐者是也。法宜大剂回阳，少加黄连汁同服。寒热互用是因其错杂，而用药亦错杂也。

附解：六经各有标、本、中三气为主。客邪入于其中，便有从中化为病，有不从中而从标化为病，有本气为病。故入一经，初见在标，转瞬在中，学者不能细心研究，便不知邪之出入也。余于六经定法，作为贯解，加以附解，不过明其大致，而细蕴处犹未推明，得此一线之路，便解得三百九十七法之旨也。请细玩陈修园先生《伤寒浅注》，乃可造其精微也。

卷二阳虚证问答

医学一途，至微至精，古人立法立方，皆原探得阴阳盈虚消长、生机化机至理，始开渡世之法门，立不朽之功业，诚非易易事也。全碌碌庸愚，何敢即谓知医？敢以管见臆说，为将来告。窃念一无肇始，人身性命乃立，所有五腑六腑，九窍百脉，周身躯壳，俱是天地造成，自然之理。但有形之躯壳，皆是一团死机，全赖这一团真气运用于中，而死机遂转成生机，奈人事不齐，不无损伤，真气虽存，却借后天水谷之精气而立。经云：无先天而后天不立，无后天而先天亦不生。故先天之本在肾，即真阳之寄处。后天之本在脾。即水谷之寄处。水谷之精气与先天之真气相依而行，周流上下四旁，真是无微不照者也。盖上下四旁，即三阴三阳六步。其中寓五行之义，各有界行。发病损伤各有不同，总以阴阳两字为主，阴盛则阳必衰，阳盛则阴必弱，不易之理也，然阴虚与阳虚俱有相似处，学者每多不识，以致杀人。全不佞，采取阳虚、阴虚症各数十条，作为问答。阴阳二证，判若眉列，以便学者参究。知得立解之意，则不为他症所惑，非有补于医门者哉。

问曰：头面畏寒者，何故？

答曰：头为诸阳之首，阳气独盛，故能耐寒。今不耐寒，是阳虚也。法宜建中汤加附子，温补其阳自愈。

建中汤

桂枝九钱　白芍六钱　甘草六钱，炙　生姜九钱　大枣十二枚　饴糖五钱　附子三钱

用药意解　按：桂枝辛温，能扶心阳。生姜辛散，能散滞机。熟附子大辛大热，足壮先天元阳。合甘草、大枣之甘，辛甘能化阳也。阳气化行，阴邪即灭，气机自然复盛，仍旧能耐寒也。但辛热太过，恐伤阴血，方中芍药苦平，饴糖味甘，合之苦甘能化阴也。此病重在阳不足一面，故辛热之品多而兼化阴，亦是用药之妙也。此方乃仲景治阳虚之总方也，药味分量当轻，当重，当减，当加，得其旨者，可即此一方而治百十余种阳虚证候，无不立应。

问曰：畏寒与恶风有别否？

答曰：恶风者，见风始恶，非若畏寒者之不见风而亦畏寒也。恶风一症兼发热，头项强痛，自汗者，仲景列于太阳风伤卫症，主桂枝汤。畏寒一症兼发热，头项强痛，无汗者，仲景列于太阳寒伤营症，主麻黄汤。若

久病之人，无身热、头痛等症，而恶风者，外体虚也，卫外之阳不足也。而畏寒者，内气馁也。元阳衰于内而不能充塞也。恶风者可与黄芪建中汤，畏寒者可与附子甘草汤。新病与久病，畏寒与恶风，有天渊之别，学者务宜知之。

桂枝汤

桂枝九钱　白芍六钱　甘草六钱　生姜九钱　大枣十二枚

麻黄汤

麻黄六钱　桂枝三钱　杏仁二钱　甘草二钱

黄芪建中汤同上加黄芪一味

附子甘草汤

附子一两　甘草六钱，炙

用药意解　按：桂枝汤一方，乃协和营卫之剂也。桂枝辛温，能化太阳之气。生姜辛散，能宣一切滞机。桂枝与生姜，同气相应，合甘草之甘，能调周身之阳气，故曰：辛甘化阳。阳气既化，恐阴不与之俱化，而邪亦未必遽出也。又得芍药之苦平，大枣之甘平，苦与甘合，足以调周身之阴液，故曰：苦甘化阴。阴阳合化，协于中和，二气流通，自然无滞机矣，故曰：营卫协和则病愈。仲景更加服粥以助之，一取水谷之精以为汗，一是壮正气而胜邪气也。

按：麻黄汤一方，乃发汗之峻剂也。因寒伤太阳营分，邪在肤表。肌腠浅一层，肤表深一层。表气不通，较桂枝症更重，故以麻黄之轻清，大开皮毛为君，皮毛大开，邪有路出。恐不即出，故以杏仁利之。气机得利，邪自不敢久停，复得甘草和中以助其正，更佐桂枝从肌腠以达肤表。寒邪得桂枝辛温，势不能不散，遂从肤表达肌腠而出也。仲景不用服粥，恐助麻黄而发汗太过也。发汗二字有大深意，汗本血液，固是养营之物，何可使之外出也？不知寒邪遏郁气机，血液不畅则为病，此际之血液不能养营，必使之外出，即是除旧布新之义也。病家切不可畏发汗，汗出即是邪出也。医家切不可不发汗，当知有是病即当用是药，总之认症贵宜清耳。

按：黄芪建中汤一方，乃桂枝汤加饴糖、黄芪耳。夫桂枝汤乃协和营卫之祖方也。复得黄芪能固卫外之气，饴糖一味有补中之能。若久病恶风之人，皆缘中气不足，卫外气疏。今得桂枝汤，调和阴阳，黄芪、饴糖，卫外守中，而病岂有不愈者乎。

按：附子甘草汤一方，乃先后并补之妙剂也。大附子辛热能补先天真阳，甘草味甘能补后天脾土，土得火生而中气可复，附子补先天之火，火旺自能生脾土，故曰中气可复。火得土覆而火可久存。火旺无土覆之易熄，有土以覆之，故可久存而不灭。若久病畏寒之人，明系先天真阳不足，不能敌其阴寒之气，故畏寒。今得附子而先天真火复兴，得甘草而后天脾土立旺，犹患畏寒之病不去乎。

附：伏火说

世多不识伏火之义，即不达古人用药之妙也。余试为之喻焉。如今之人将火煽红，而不覆之以灰，虽焰，不久即灭。覆之以灰，火得伏，即可久存。古人通造化之微，用一药，立一方，皆有深义。若附子、甘草二物，附子即火也，甘草即土也。古人云：热不过附子，甜不过甘草。推其极也。古人以药性之至极，即以补人身立命之至极，二物相需并用，亦寓回阳之义，亦寓先后并补之义，亦寓相生之义，亦寓伏火之义，不可不知。

问曰：头面忽浮肿，色青白，身重欲寐，一闭目，觉身飘扬无依者，何故？

答曰：此少阴之真气发于上也。原由君火之弱，不能镇纳群阴，以致阴气上腾，蔽塞太空而为浮肿，所以面现青黑。阴气太盛逼出元阳，故闭目觉飘扬无依。此际一点真阳为群阴阻塞，不能归根。若欲归根，必须荡尽群阴，乾刚复振。况身重欲寐，少阴之真面目尽露，法宜潜阳，方用潜阳丹。

潜阳丹

西砂一两，姜汁炒　附子八钱　龟板二钱　甘草五钱

用药意解　按：潜阳丹一方，乃纳气归肾之法也，夫西砂辛温，能宣中宫一切阴邪，又能纳气归肾。附子辛热，能补坎中真阳，真阳为君火之种，补真火即是壮君火也。况龟板一物坚硬，得水之精气而生，有通阴助阳之力，世人以利水滋阴目之，悖其功也。佐以甘草补

中，有伏火互根之秘，故曰潜阳。

问曰：病将瘥，一切外邪悉退，通身面目浮肿者，何故？

答曰：此中气不足，元气散漫也。夫病人为外邪扰乱，气血大亏，中气未能骤复。今外邪虽去，而下焦之阴气乘中土之虚而上下四窜，故通身浮肿。虽云君火弱，不足以制阴，此症实由脾土虚不能制水，而水气泛溢，可名水肿。一者脾土太弱，不能伏火，火不潜藏，真阳之气外越，亦周身浮肿，可名气肿。总而言之，不必定分何者为气肿、水肿。要知气行一寸，水即行一寸。气行周身，水即行周身。是元气散漫，而阴水亦散漫也。治病者不必见肿治肿，明知其土之弱不能制水，即大补其土以制水。明知其元阳外越，而土薄不能伏之，即大补其土以伏火。火得伏而气潜藏，气潜藏而水亦归其宅也，何致有浮肿病哉。经云：火无土不潜藏，真知虚肿之秘诀也。而余更有喻焉，试即蒸笼上气，而以一纸当气之上，顷刻纸即湿也。以此而推，气行则水行，气伏则水伏，可以无疑矣。此症可用理中汤，加砂、半、茯苓，温补其土自愈。

理中汤

人参四钱　白术一两　干姜一两　甘草三钱　西砂四钱　半夏四钱　茯苓三钱

用药意解　按：理中汤一方，乃温中之剂也。以白术为君，大补中宫之土。干姜辛热，能暖中宫之气。半、茯淡燥，有行痰逐水之能。西砂辛温，有纳气归肾之妙。但辛燥太过，恐伤脾中之血，复得人参微寒，足以养液，刚柔交济，阴阳庶几不偏。然甘草与辛药同用，便可化周身之阳气，阳气化行而阴邪即灭，中州大振而浮肿并消，自然体健而身安矣。

问曰：眼中常见五彩光华，气喘促者，何故？

答曰：此五脏之精气发于外也。夫目窠乃五脏精华所聚之地，今病人常见五彩光华，则五气之外越可知。而兼气喘，明系阴邪上干清道，元阳将欲从目而脱，诚危候也。法宜收纳阳光，仍返其宅。方用三才封髓丹。

封髓丹

黄柏一两　砂仁七钱　甘草三钱

用药意解　按：封髓丹一方，乃纳气归肾之法，亦上中下并补之方也。夫黄柏味苦入心，禀天冬寒水之气而入肾，色黄而入脾。脾也者，调和水火之枢也。独此一味，三才之义已具，况西砂辛温能纳五脏之气而归肾，甘草调和上下又能伏火，真火伏藏，则人身之根蒂永固，故曰封髓。其中更有至妙者，黄柏之苦合甘草之甘，苦甘能化阴。西砂之辛合甘草之甘，辛甘能化阳。

阴阳合化，交会中宫，则水火既济，而三才之道，其在斯矣。此一方不可轻视 。余尝亲身阅历，能治一切虚火上冲牙疼、咳嗽、喘促、面肿、喉痹、耳肿、目赤、鼻塞、遗尿、滑精诸症，屡获奇效，实有出人意外，令人不解者。余仔细揣摹，而始知其制方之意，重在调和水火也。至平至常，至神至妙，余经试之，愿诸公亦试之。

附：七绝一首

阴云四合日光微，转瞬真龙便欲飞。真龙即真火，或上或下，皆能令人病。在上则有牙痛、喘促、耳面肿痛诸症。在下则有遗尿、淋浊、带诸症。学者苟能识得这一点真阳出没，以此方治之，真有百发百中之妙。识①得方名封髓意，何忧大地②不春归。

问曰：两目忽肿如桃，头痛如裂，气喘促，面唇青黑者，何故？

答曰：此先天真火缘肝木而上，暴发欲从目脱也。夫先天之火，原寄于肾，病人阴盛已极，一线之元阳，即随阴气而上升。水为木母，母病及子，故缘肝木而上，厥③阴脉会顶巅，真气附脉络而上行，阳气暴发，故头痛如裂。肝开窍于目，故肿如桃。气喘促者，阴邪

① 识：识字前衍“知”字，据文义删。
② 地：原作“他”，据文义改。
③ 厥：原作“处”，据文义改。

上干清道，上下有不相接之势也。面唇青黑，皆系一团阴气。元阳上脱已在几希之间，此际若视为阳症，而以清凉发解投之，旦夕即死也。法宜四逆汤以回阳祛阴可愈。

四逆汤

附子一枚　干姜一两五钱　甘草二两，炙

用药意解　按：四逆汤一方，乃回阳之主方也，世多畏惧，由其不知仲景立方之意也。夫此方既列于寒入少阴，病见爪甲青黑，腹痛下利，大汗淋漓，身重畏寒，脉微欲绝，四肢逆冷之候，全是一团阴气为病，此际若不以四逆回阳，一线之阳光即有欲绝之势，仲景于此专主回阳以祛阴，是的确不易之法。细思此方，既能回阳，则凡世之一切阳虚阴盛为病者，皆可服也，何必定要见以上病形而始放胆用之，未免不知几也。夫知几者，一见是阳虚症而即以此方，在分量轻重上斟酌，预为防之，方不致酿成纯阴无阳之候也。酿成纯阴无阳之候，吾恐立方之意固善，而追之不及，反为庸庸者所怪也。怪者何？怪医生之误用姜、附，而不知用姜附之不早也。仲景虽未一一指陈，凡属阳虚之人，亦当以此法投之，未为不可。所可奇者，姜、附、草三味即能起死回生，实有令人难尽信者。余亦始怪之，而终信之。信者何？信仲景之用姜附而有深义也。故古人云：热不过附子。可知附子是一团烈火也。凡人一身全赖一团真火，真火欲绝，故病见纯阴，仲景深通造化之微，知附子之力能补先天欲绝之火种，用之以为君。又虑群阴阻塞不能直入根蒂，故佐以干姜之辛温而散，以为前驱，荡尽阴邪，迎阳归舍，火种复兴，而性命立复，故曰回阳。阳气即回，若无土覆之，光焰易熄，虽生不永，故继以甘草之甘，以缓其正气。缓者，即伏之之意也。真火伏藏，命根永固，又得重生也，此方胡可忽视哉。迩来世风日下，医者不求至理，病家专重人参。医生入门，一见此等纯阴无阳之候，开口以人参回阳，病家却亦深信。

全不思仲景为立法之祖，既能回阳，何为不重用之。既不用之，可知非回阳之品也。察人参性甘微寒，主补五脏，五脏为阴，是补阴之品，非回阳之品也，明甚。千古混淆，实为可慨。

问曰：病人两耳前后忽肿起，皮色微红中含青色，微微疼，身大热，两颧鲜红，口不渴，舌上青白苔，两尺浮大而空者，何故？

答曰：此先天元阳外越，气机附少阳而上也。夫两耳前后俱属少阳地界，今忽肿微痛，红色中含青色，兼之两颧色赤，口不渴而唇舌青白，知非少阳之风火明矣。如系少阳之风火，则必口苦咽干，寒热往来，红肿痛甚，唇舌定不青白。今见青白苔，而阳虚阴盛无疑。

身虽大热，无头疼身痛之外感可据，元阳外越之候的矣。况两尺浮大而空，尺为水脏，水性以下流为顺。故脉以沉细而濡为平，今浮大而空，则知阴气太盛，一线之阳光附阴气而上腾，有欲竭之势也。此际当以回阳祛阴，收纳真气为要，若不细心斟究，直以清凉解散投之，旦夕即亡。方宜白通汤主之。或潜阳丹亦可。解见上。

白通汤

附子一枚，生　干姜一两　葱白四茎

用药意解　按：白通汤一方，乃回阳之方，亦交水火之方也。夫生附子大热纯阳，补先天之火种，佐干姜以温中焦之土气，而调和上下。葱白一物能引离中之阴，下交于肾。生附子又能启水中之阳，上交于心，阴阳交媾，而水火互根矣。仲景一生学问就在这阴阳两字，不可偏盛，偏于阳者则阳旺，非辛热所宜。偏于阴者则阴旺，非苦寒所可。偏于阴者，外邪一入，即从阴化为病，阴邪盛则灭阳，故用药亦扶阳。邪从阳化为病，阳邪盛则灭阴，故用药宜扶阴。此论外感从阴从阳之道也。学者苟能于阴阳上探求至理，便可入仲景之门也。

问曰：病人素缘多病，两目忽陷下，昏迷不醒，起则欲绝，脉细微而空者，何故？

答曰：此五脏之真气欲绝，不能上充而下陷，欲从下脱也。夫人身全赖一团真气，真气足则能充满，真气衰则下陷，此气机自然之理。今见昏迷，起则欲绝，脉微，明是真气之衰，不能支持也，法宜峻补其阳。方宜四逆汤，以回其阳，阳气复回，而精气自然上充也。方解见上。

问曰：病后忽鼻流清涕不止，喷嚏不休，服一切外感解散药不应而反甚者，何故？

答曰：此非外感之寒邪，乃先天真阳之气不足于上，而不能统摄在上之精液故也。此等病近似寒邪伤肺之症。世医不能分辨，故投解散药不愈而反甚。不知外感之清涕、喷嚏，与真气不足之清涕、喷嚏不同。外感之清涕、喷嚏，则必现发烧、头痛、身痛、畏寒、鼻塞之情形。真气不足之清涕，喷嚏绝无丝毫外感之情状。况又服解散药不愈，更为明甚。法宜大补先天之阳。先天之阳足，则心肺之阳自足，心肺之阳足，则上焦之津液必不敢外越也。人身虽云三焦，其实一焦而已。方宜大剂四逆汤或封髓丹亦可。方解见上。即姜桂汤亦可。

姜桂汤

生姜一两五钱　桂枝一两

用药意解　按：姜桂汤一方，乃扶上阳之方也。夫上焦之阳，原属心肺所主，今因一元之气不足于上，而上焦之阴气即旺，阴气过盛，阳气力薄，即不能收束津液。今得生姜之辛温助肺，肺气得助而肺气复宣，节令可行。兼有桂枝之辛热，以扶心阳，心者，气之帅也，心阳得补而肺气更旺。肺居心上如盖，心属火，有火即生炎，炎即气也。肺如盖，当炎之上，炎冲盖底，不能上，即返于下，故曰：肺气下降，即此理也。肺气即旺，清涕何由得出？要知扶心阳，即是补真火也。二火原本一气。嚏本水寒所作，肾络通于肺，肾寒故嚏不休。方中桂枝不独扶心阳，又能化水中之寒气。寒气亦解，而嚏亦无由生。此方功用似专在上，其实亦在下也。学者不可视为寻常，实有至理存焉。或又曰：扶心阳而肺气更旺。夫心，火也。肺，金也。补心火，而肺不愈受其克乎，曰：子不知五行禀二所生乎。五脏只受得先天之真气，原受不得外来之客气。今所扶者是先天之真气，非外感之客气，既云受克，则肺可以不必居心上也，况此中之旨微，有不可以尽泄者。

问曰：病人两耳心忽痒极欲死者，何故？

答曰：此肾中之阳暴浮也。夫两耳开窍于肾，肾中之火暴发于上，故痒极欲死。或又曰：肝胆脉亦入耳，肝胆有火，谅亦发痒。先生独重肾气，而不言肝胆之火，未免固执。曰：子言肝胆有火，必不专在耳心，别处亦可以看出，必不忽痒极欲死，所来者骤然。故直断之曰，肾中之阳暴发出。法宜收纳真气为妥。方用封髓丹。解见上。

问曰：病人两唇肿厚，色紫红，身大热，口渴喜热饮，午后畏寒，小便清长，大便溏泄，日二三次，脉无力者，何故？

答曰：此脾胃之阳，竭于上也。夫两唇属脾胃，肿而色紫红，近似胃中实火，其实非实火也。实火之形，舌黄而必干燥，口渴必喜饮冷，小便必短，大便必坚，身大热必不午后畏寒。此则身大热，却无外感可据，午后畏寒，明明阴盛阳衰，口渴而喜热饮，中寒之情形悉具，兼之二便自利，又日泄三五次，已知土气不实，况脉复无力，此际无当唇白之候。今不白而反紫红肿厚，绝无阳症可凭，非阴盛逼出中宫之阳而何？法宜扶中宫之阳，以收纳阳气为主。方宜附子理中汤。

附子理中汤

附子一枚　白术五钱　干姜五钱　人参二钱　炙草三钱

用药意解　按：附子理中汤一方，乃先、后并补之方也。仲景之意，原为中土太寒立法，故以姜、术温燥中宫之阳，又恐温燥过盛，而以人参之微寒继之，有刚柔相济之意，甘草调和上下，最能缓中。本方原无附子，后人增入附子，而曰附子理中。觉偏重下焦，不可以理中名。余谓先、后并补之方，因附子之功在先天，理中之功在后天也，此病既是真气欲竭在中宫之界，非附子不能挽欲绝之真阳，非姜术不足以培中宫之土气，用于此病，实亦妥切。考古人既分三焦，亦有至理，用药亦不得混淆。上焦法天，以心肺立极。中焦法地，以脾胃立极。下焦法水，以肝肾立极。上阳、中阳、下阳，故曰三阳。其实下阳为上中二阳之根，无下阳即是无上中二阳也。下阳本乎先天所生，中阳却又是先天所转，中阳不运，上下即不相交，故曰：中也者，天下之大本也。后天既以中土立极，三焦亦各有专司，分之为上中下，合之实为一元也，用药者须知立极之要而调之，可也。

问曰：满口齿缝流血不止，上下牙齿肿痛，口流清涎不止，下身畏寒，烤火亦不觉热者，何故？

答曰：此肾中之真阳欲绝，不能统肾中之血液也。夫齿乃骨之余，骨属肾，肾中含一阳，立阴之极，以统乎肾中之血液。肾阳苟足，齿缝何得流血不止。齿牙肿痛，明系阴气上攻，况口流涎不止，畏寒烤火，亦不觉热，而真阳之火种，其欲绝也明甚。此症急宜大剂四逆汤，以救欲绝之真火方可。若谓阴虚火旺，而以滋阴降火之品投之，是速其危也。四逆汤解见上。

问曰：病人口忽极臭，舌微黄而润滑，不思水饮，身重欲寐者，何故？

答曰：此先天真火之精气发泄也。夫臭乃火之气，极臭乃火之极甚也。火甚宜乎津枯，舌宜乎干燥而黄，应必水饮，身必不重，人必不欲寐。今则不然，口虽极臭，无胃火可凭。舌虽微黄，津液不竭，无实火可据。不思水饮，身重欲寐，明系阴盛逼出真火之精气，有脱之之意也。或又曰：真阳上腾之症颇多，不见口臭，此独极臭，实有不解。曰：子不见药中之硫黄乎？硫黄秉火之精气所生，气味极臭，药品中秉火气所生者亦多，而何不臭？可知极臭者，火之精气也。此等症乃绝症也，十有九死。法宜收纳真阳，苟能使口臭不作，方有生机。方用潜阳丹治之。解见上。

问曰：病人舌忽不能转动，肢忽不能升举，睡中口流涎不觉者，何故？

答曰：此阴盛而元阳不固、不运也。夫人一身关节窍道，全赖真气布护运行，真气健旺则矫捷自如，出纳有节，焉有舌不能转，肢不能举，睡中流涎不觉者乎。余故真决之曰：阴盛而元阳不固、不运也。或又曰：中风、中痰，亦能使人舌不能转，肢不能举，先生独重阳虚阴盛，不能无疑。曰：子不知中风、中痰之由乎，风由外入，痰因内成，总缘其人素禀阳虚，损伤已极，而外之风邪，始得乘其虚隙而入之。阳衰在何处，风邪即中何处，故有中经、中腑、中脏之别。阳虚则中宫健运之力微，中宫之阴气即盛，阴气过盛，而转输失职，水谷之湿气，与内之阴气相承，而为涎为痰，久久阳微，寒痰上涌，堵塞清道，遂卒倒、昏迷而曰中痰也。此病可与附子理中汤加砂、半。方解见上。中风者，按《陈修园三字经》方法治之。中痰者，可与姜附茯半汤治之。

姜附茯半汤

生姜二两，取汁 附子一两 茯苓八钱 半夏七钱

用药意解 按：姜附茯半汤一方，乃回阳降逆、行水化痰之方也。夫生姜辛热，宣散壅滞之寒。附子性烈纯阳，可救先天之火种，真火复盛，阴寒之气立消，佐茯苓健脾行水。水者，痰之本也，水去而痰自不作，况又得半夏之降逆化痰，痰涎化尽，则向之压于舌本者解矣。清道无滞，则四肢之气机复运，而伸举自不难矣。

问曰：平人忽喉痛甚，上身大热，下身冰冷，人事昏沉者，何故？

答曰：此阴盛而真气上脱，已离乎根，危之甚者也。夫喉痛一症，其在各经邪火所作，必不上热下寒，即来亦不骤，今来则急如奔马，热上寒下，明明一线之阳光，为阴气所逼，已离乎根也。或又曰：既言平人，何得即谓之阳欲脱乎？曰：子不知人身所恃以立命者，其惟此阳气乎。阳气无伤，百病自然不作，阳气若伤，群阴即起，阴气过盛，即能逼出元阳，元阳上奔，即随人身之脏腑、经络虚处便发。如经络之虚通于目者，元气即发于目。经络之虚通于耳者，元气即发于耳。经络之虚通于巅者，元气即发于巅。此元阳发泄之机，学者苟能识得一元旨归，六合妙义，则凡一切阳虚之症，皆

在掌握也。兹虽云平人，其损伤原无人知晓，或因房劳过度而损肾阳，或因用心太过而损心阳，或因饮食失节而损脾阳。然亦有积久而后发者，元气之厚也。有一损而即发者，元气之薄也。余常见有平人，日犹相见，而夜即亡者，毋乃元气之薄，而元阳之脱乎。医亦尚不知，而况不知医者乎。此一段已将阳虚合盘托出，学者务宜留心体之可也。方宜潜阳丹主之。解见上。

问曰：咳嗽，喘促，自汗，心烦不安，大便欲出，小便不禁，畏寒者，何故？

答曰：此真阳将脱，阴气上干清道也。夫咳嗽喘促一症，原有外感、内伤之别。经云：咳不离肺，肺主呼吸，为声音之总司，至清至虚之府，原着不得一毫客气。古人以钟喻之，外叩一鸣，内叩一鸣，此内外之分所由来也。外感者，由风寒暑湿燥火，六气袭肺，阻肺经外出之气机。气机壅塞，呼吸错乱，而咳嗽作，兼发热头痛、身痛者居多，宜解散为主。解散之妙，看定六经，自然中肯。内伤者，因喜怒悲哀，七情损伤真阳、真阴所作。亦有发热者，却不头疼身痛，即热亦时作时止。损伤真阳之咳者，阴气必盛，阴盛必上干清道，务要看损于何脏何腑，即在此处求之，用药自有把握。若真阴损伤之咳者，阳气必盛，阳盛亦上干清道，亦看损之于何脏何腑，即在所发之处求之，用药自有定见。要知真阳欲脱之咳嗽，满腹全是纯阴，阴气上腾，蔽塞太空，犹如地气上腾，而为云为雾，遂使天日无光，阴霾已极，龙乃飞腾。龙者，即坎中之一阳也。龙奔于上，而下部即寒，下部无阳，即不能统摄前后二阴，故有一咳而大便欲出，小便不禁者，是皆飞龙不潜致之也。世医每每见咳治咳，其亦闻斯语乎。法宜回阳降逆，温中降逆，或纳气归根。方用四逆汤、封髓丹、潜阳丹。解见上。

问曰：胸腹痛甚，面赤如朱，不思茶水，务要重物压定稍安，不则欲死者，何故？

答曰：此元气暴出而与阴争也。夫胸腹痛一症，原有九种，总不出虚实两字。实症手不可近。虚症喜手揉按。如则欲重物压定而始安，更甚于喜手揉按，非阳气之暴出而何？或又曰：重物压定而稍安，其理何也？曰：子不观火之上冲乎，冲之势烈，压之以石，是阻其上冲之气机也。气机得阻，而上冲者不冲。今病人气机上涌，面色已赤如朱，阳与阴有割离之象，故痛甚。重物压之，亦如石之压火也。此病非纳气归根、回阳降逆不可。方用加味附子理中汤或潜阳丹。解见上。

问曰：病吐清水不止，饮食减，服一切温中补火药不效者，何故？

答曰：此肾气不藏，而肾水泛溢也。夫吐清水一症，胃寒者亦多，今服一切温中补火之品不效，明明非胃寒所作，故知其肾水泛溢也。或又曰：胃寒与肾水泛溢有分别否？曰：胃寒者，关脉必迟，唇口必淡白，食物必喜辣热物；肾水泛溢者，两尺必浮滑，唇口必黑红，不思一切食物，口间觉咸味者多。胃寒者，可与理中汤，肾水泛溢者，可与滋肾丸、桂苓术甘汤。

滋肾丸

黄柏一两，炒　知母八钱　安桂三钱

桂苓术甘汤

桂枝八钱　白术一两　茯苓二两　甘草五钱

用药意解　按：滋肾丸一方，乃补水之方，亦纳气归肾之方也。夫知母、黄柏二味，气味苦寒，苦能坚肾，寒能养阴。其至妙者，在于安桂一味，桂本辛温，配黄柏、知母二物合成坎卦。一阳合于二阴之中，取天一生水之义，取阳为阴根之义。水中有阳，而水自归其宅，故曰滋肾。此病既非胃寒而由水滥，虽曰土不制水，亦因龙奔于上，而水气从之。今得安桂扶心之阳，以通中之阳，阳气潜藏，何致有吐水之患哉。或又曰：

水既泛溢，而又以知、柏资之，水不越旺，吐水不越不休乎？曰：子不知龙者水之主也，龙行则雨施，龙藏则雨止。若安桂者，即水中之龙也。知、柏者，即水也。水之放纵，原在龙主之，龙既下行，而水又安得不下行乎。此方非独治此病，凡一切阳不化阴，阴气发腾之症，无不立应。

按：桂苓术甘汤一方，乃化气行水之方也。夫桂枝辛温，能化膀胱之气，茯苓、白术健脾除湿。化者，从皮肤而运行于外。除者，从内行以消灭于中。甘草补土又能制水。此病既水泛于上，虽肾气之发腾，亦由太阳之气化不宣，中土之湿气亦盛。今培其土，土旺自能制水，又化其气，气行又分其水，水分而势孤，便为土所制矣。余故列于此症内，但此方不惟治此症，于一切脾虚水肿，与痰饮、咳嗽更为妥切。

问曰：病后两乳忽肿如盘，皮色如常，微痛，身重喜卧，不思一切饮食者，何故？

答曰：此阴盛而元气发于肝胃也。夫病后之人，大抵元气未足，必又重伤其阳，阳衰阴盛，一线之阳光，附于肝胃之经络而发泄，故色如常而微痛，况身重喜卧，乃阳衰阴盛之征。乳头属肝，乳盘属胃，故决之在肝胃也。若乳头不肿，病专于胃，乳头独肿，病专于肝。虽两经有分司，而病源终于一。知其一元之发泄，治法终不出回阳纳气，封髓潜阳诸方。苟以为风寒气滞所作，定有寒热往来，头痛身痛，红肿痛甚，口渴种种病形，方可与行气、活血、散结诸方治之。此病当与附子理中汤加吴茱萸。方解见上。

问曰：两胁忽肿起一埂，色赤如朱，隐隐作痛，身重，爪甲青黑者，何故？

答曰：此厥阴阴寒太盛，逼出元阳所致也。夫两胁者，肝之部位也，今肿起一埂如朱，隐隐作痛，近似肝经风火抑郁所作。其实不然，若果系肝经风火，则必痛甚，身必不重，爪甲必不青黑，今纯见厥阴阴寒之象，故知其元阳为阴寒逼出也。粗工不识，一见肿起，色赤如朱，鲜不以为风火抑郁所作，而并不于身重、爪甲青黑，不痛处理会，直以清凉解散拨之，祸不旋踵。法宜回阳去阴。方用四逆汤重加吴茱萸。解见上。

问曰：病人头面四肢瘦甚，少腹大如匏瓜，唇舌青滑，不思食物，气短者，何故？

答曰：此阳虚为阴所蔽也。夫四肢禀气于胃，胃阳不足，而阴气蔽之，阳气不能达于四末，故头面肌肉瘦甚。阴气太盛，隔寒于中，而成腹胀，实不啻坚冰之在怀也，身中虽有微阳，亦将为坚冰所灭，安望能消化坚冰哉！坚冰喻阴盛也。法宜峻补其阳，阳旺而阴自消。犹日烈而片云无。方用四逆汤，或附子理中汤加砂、半。方解见上。

或又曰：腹胀之病亦多，皆阳虚而阴蔽乎？曰：子不知人之所以立命者，在活一口气乎？气者，阳也。阳行一寸，阴即行一寸，阳停一刻，阴即停一刻，可知阳者阴之主也。阳气流通，阴气无滞，自然胀病不作。阳气不足，稍有阻滞，百病丛生，岂独胀病为然乎。他如诸书所称气胀、血胀、风胀、寒胀、湿胀、水胀、皮肤胀，是论其外因也。如脾胀、肾胀、肺胀、肝胀、心胀，是论其内因也。外因者何？或因风寒入里，阻其气机。或因暑湿入里，阻其升降。或因燥热入里，阻其往来。延绵日久，精血停滞。感之浅者，流于皮肤。感之深者，流于腹内。若在手足骨节各部，便成疮疡疔毒。阻在上焦，胸痹可决。阻在中焦，中满症属。阻在下焦。腹满症作。内因者何？或因脾虚日久，而脾气散漫，或因肾虚日久，而肾气涣散。或因肝虚日久，而肝气欲散。或因肺虚日久，而肺气不敛。或因心虚日久，而心气发泄。凡此之类，皆能令人作胀。大抵由外而入者，气机之阻，由内而出者，气机之散也。阻者宜开，调气行血，随机斡运为要。散者宜收，回阳纳气，温补为先。

然胀与肿有别。胀者从气，按之外实而内空。肿者从血，按之内实而外亦实。治胀者，宜养气，宜补气，宜收气；忌破气，忌耗气，忌行气，尤贵兼养血。治肿者，宜活血，宜行血，宜破血；忌凉血，忌止血，忌敛血，尤须兼行气。学者欲明治胀之要，就在这一气字上判虚实可也。

问曰：前后二便不利，三五日亦不觉胀，腹痛，舌青滑，不思饮食者，何故？

答曰：此下焦之阳虚，而不能化下焦之阴也。夫一阳居于二阴之中，为阴之主。二便开合，全赖这点真阳之气运转，方能不失其职，今因真气太微，而阴寒遂甚，寒甚则凝，二便所以不利也。况舌青、腹痛、不食，阴寒之实据已具，法宜温补下焦之阳，阳气运行，阴寒之气即消，而病自愈也。方用四逆汤加安桂。解见上。

若热结而二便不利者，其人烦躁异常，定见黄白舌苔，喜饮冷水，口臭气粗如凭。学者若知此理，用药自不错误也。

问曰：病人每日交午初，即寒战，腹痛欲死，不可明状，至半夜即愈者，何故？

答曰：此阳虚而阴盛，阻其气机也。夫人身一点元阳，从子时起渐渐而盛，至午则渐渐而衰，如日之运行不息。今病人每日交午初，即寒战腹痛者，午时一阴初生，正阳气初衰之候，又阴气复旺之时，病者之阳不足，复遇阴盛，阴气盛，而阻其阳气运行之机，阴阳相攻，而腹痛大作，实阳衰太盛，不能敌其群阴，有以致之也。法宜扶阳抑阴。方用附子理中汤加砂、半。方解见上。

问曰：平人觉未有病，惟小便后，有精如丝不断，甚则时滴不止者，何故？

答曰：此先天之阳衰，不能束精窍也。夫精窍与尿窍有别，尿窍易启，只要心气下降，即辟而溺出，精窍封锁严密，藏于至阴之地，非阳极不开。今平人小便后，有精不断者，其人必素禀阳虚，过于房劳，损伤真气，真气日衰，封锁不固，当心火下降，溺窍开而精窍亦与之俱开也。法宜大补元阳，交济心肾为主。方用白通汤。解见上。

问曰：病后两脚浮肿至膝，冷如冰者，何故？

答曰：此下焦之元阳未藏，而阴气未敛也。夫人身上中下部，全是一团真气布护。今上中俱平，而下部独病，下部属肾，肾通于两脚心涌泉穴，先天之真阳寄焉，故曰：阳者，阴之根也。阳气充足，则阴气全消，百病不作。阳气散漫，则阴邪立起，浮肿如水之症即生。古人以阳气喻龙，阴血喻水，水之泛滥，与水之归壑，其权操之龙也。龙升则水升，龙降则水降，此二气互根之妙，亦盈虚消长之机关也。学者苟能识得元阳飞潜之运，何患治肿之无方哉。法宜峻补元阳，交通上下，上下相交，水火互根，而浮肿自退矣。方用白通汤主之。解见上。

问曰：少阴病吐利，手足逆冷，烦躁欲死者，以吴茱萸汤主之，其故何也？

答曰：吐则亡阳，阳指胃阳。利则亡阴，阴则脾阴。中宫之阴阳两亡，阳气不通达于四末，故逆冷。中宫为上下之枢机，上属手少阴君火，离也，而戊土寄焉。戊土属胃。下属足少阴肾水，坎也，而己土寄焉。己土属脾。二土居中，一运精液于上而交心，一运精液于下而交肾。今因吐利过盛，二土骤虚，不能运精液而交通上下，故烦躁欲死。盖烦出于心，躁出于肾，仲景所以列于少阴也。使吐利不至烦躁欲死，亦不得以少阴目之，主以吴茱萸汤，其旨微矣。

吴茱萸汤

吴萸一升　人参二两　生姜六两　大枣十枚

用药意解　按：吴茱萸汤一方，乃温中降逆，补肝之剂也。夫吴萸辛温，乃降逆补肝之品，逆气降而吐自不作，即能补中。肝得补而木气畅达，即不侮土。又与生姜之辛温，同声相应。合大枣之甘，能调胃阳。复得人参甘寒，功专滋养脾阴。二土得补，皆具生机，转运复行，烦躁自然立止。此方重在补肝降逆以安中，中安而上下自定。握要之法，与理中汤意同而药不同也。理中汤浅一层，病人虽吐利，未至烦躁，故酌重在太阴。

此方深一层，病人因吐利，而致烦躁欲死，烦属心，躁属肾，故知其为少阴病。总由吐利太甚，中土失职，不能交通上下。其致吐之源，却由肝木凌土而成。故仲景主以吴茱萸汤，温肝降逆以安中，是的确不易之法，亦握要之法也。

问曰：病人牙齿肿痛二三日，忽皮肤大热，而内却冷甚，欲厚被覆体，有时外热一退，即不畏寒者，何故？

答曰：此元气外越，而不潜藏故也。夫病人牙齿肿二三日，并无阳症可凭，已知其阴盛，而元气浮也。以后皮肤大热，而内冷甚，明明元气尽越于外，较牙痛更加十倍。有时外热一退，即不畏寒者，是阳又潜于内故也。病人若恶寒不甚，发热身疼，即是太阳寒伤营卫之症。畏寒太甚，而至厚被覆体，外热又甚，即不得以伤寒目之，当以元气外浮为主，用药切不可错误。此症又与上热下寒同，但上下内外稍异耳。病形虽异，总归一元，法宜回阳，交通上下为主，方用白通汤、四逆汤。解见上。

若兼头项腰背痛，恶寒，于四逆汤内稍加麻、桂、细辛亦可。医于此地不可猛浪，务要察透，方可主方，切切。

问曰：大病未愈，忽呃逆不止，昏沉者，何故？

答曰：此元气虚极，浊阴之气上干，脾肾欲绝之征也。夫病人大病已久，元气不足可知。元气之根在肾，培根之本在脾，脾胃欲绝，其气涣散，上干清道，直犯胃口。上下气机有不相接之势，故呃逆不止。人事昏沉，由元气衰极，不能支持。此等病形，阴象全现，非若胃火之呃逆，而饮水亦可暂止也。法宜回阳降逆为主。方用吴萸四逆汤，或理中汤加吴萸，亦可。解见上。

问曰：病人腰痛，身重，转侧艰难，如有物系，天阴雨则更甚者，何故？

答曰：此肾中之阳不足，而肾中之阴气盛也。夫腰为肾之府，先天之元气寄焉。元气足则肾藏温和，腰痛之疾不作。元气一亏，肾藏之阴气即盛，阴主静，静则寒湿丛生，元气微而不运，气滞不行故痛作。因房劳过度，而损伤元气者，十居其八。因寒邪入府，阻其流行之机者，十有二三。由房劳过度者，病人两尺必浮空，面色必黑暗枯槁。由感寒而成者，两尺必浮紧有根，兼发热头疼、身痛者多。凡属身重，转侧艰难，如有物系，天雨更甚之人，多系肾阳不足所致。寒湿所致亦同，总在脉色上求之。若阴虚所致，必潮热口干，脉细微，内觉热，逢亢阳更甚。元气亏者，可与潜阳丹。湿气滞者，可与肾着汤。由感寒者，可与麻黄附子细辛汤。肾虚者，可与滋肾丸、封髓丹、潜阳丹。解见上。

肾着汤

白术一两　茯苓六钱　干姜六钱　炙草三钱

麻黄附子细辛汤

麻黄八钱　附子六钱　细辛三钱

用药意解　按：肾着汤一方，乃温中除湿之方也。此方似非治腰痛之方，其实治寒湿腰痛之妙剂也。夫此等腰痛，由于湿成，湿乃脾所主也。因脾湿太甚，流入腰之外府，阻其流行之气机，故痛作。方中用白术为君，不但燥脾去湿，又能利腰脐之气。佐以茯苓之甘淡渗湿，又能化气行水，导水湿之气从膀胱而出。更得干姜之辛温，以暖土气，土气暖而湿立消。复得甘草之甘以缓之，而湿邪自化为乌有矣。方中全非治腰之品，专在湿上打算，腰痛由湿而成者，故可治也。学者切不可见腰治腰。察病之因，寻病之情，此处领略方可。

按：麻黄附子细辛汤一方，乃交阴阳之方，亦温经散寒之方也。夫附子辛热，能助太阳之阳，而内交于少阴。麻黄苦温，细辛辛温，能启少阴之精，而外交于太阳。仲景取微发汗以散邪，实以交阴阳也，阴阳相交，邪自立解。若执发汗以论此方，浅识此方也。又曰：温经散寒，温经者，温太阳之经。散寒者，散太阳之寒。若此病腰痛，乃由寒邪入太阳之外府，阻其少阴出外之气机，故腰疼作。少阴与太阳，为一表一里，表病及里，邪留于阴阳交气之中，故流连不已。今得附子壮太阳之阳，阳旺则寒邪立消。更得麻、细二物，从阴出阳，而寒邪亦与之俱出，阴阳两相鼓荡，故寒邪解，而腰痛亦不作矣。

问曰：病人先二三日，发吐，未愈，
遂渐畏寒，又二三日，逢未刻，
即寒冷，冷后即发热，大汗出，
至半夜乃已。日日如是，人渐
不起，气促。诸医照疟症
治之不效者，何故？

答曰：此由吐伤胃阳，胃阳欲亡也。夫病初起即发吐，病根已在于太阴，太阴与胃为表里，里病及表，胃为表，主容受。脾为里，主消磨。脾气不运，非因食伤，即因气阻，阻太过甚，则上逆而吐。叶则胃伤，过伤则亡阳。故吐。吐则亡阳，故畏寒。复又大热出汗者，亡阳之征也。逢未而病起，至半夜而病止者，阳衰于午未，而生在子也。人事昏沉，气促，渐不起，阳将亡而未亡也。诸医不察受病之根，专在寒热上分辨，故照疟法治之不愈。然疟症有外感、内伤之别。外感者，其人必发热，头痛，身痛，汗吐下后，而邪未尽。邪附于少阳，少阳居半表半里之间，邪出与阳争则热，阳指阳明。邪入与阴争则寒，阴指太阴。寒疟单寒无热。热疟单热无寒。即在此处攸分。亦有饮食停滞中脘，气机遏郁不行，逢阳则热，逢阴则寒，其人必饱闷、吞酸嗳腐为据，即食疟。若此病先由发呕吐，呕吐有因厥阴之上干者，有胃欲绝者。渐冷，渐发热，出汗气促，人沉迷，明明吐伤胃阳，故断之曰：胃阳欲亡也。法宜急降逆、温中、回阳为主。回阳者，非回先天坎中之阳，而专回胃阳也。阳本一分而为三也。方用吴茱萸汤，或吴萸四逆汤，或理中汤加吴萸俱可。解见上。

问曰：病人前两月，上牙两边时时作疼，肝脉劲如石，脾脉亦有劲象，但不甚于肝部，后忽左边手足软弱，不能步履，麻木冷汗出，伸缩尚利，言语饮食如常者，何故？

答曰：此先天真气已衰，将脱而未脱之候也，近似中风，其实非中风也。夫病人上牙时时作疼，原系真气不藏，上冲所致。肝脾脉劲如石，先天之阳，欲附肝脾而出，暴脱之机关已具。后忽左边软弱，不能步履，麻木，冷汗出者，是先天真气已衰于左，不复充盈。右边伸缩尚利者，后天脾胃之阳尚充故也。昧者若作风治，更发散以耗其中气，中气立衰，命即不永。此际急宜保护后天，后天健旺，其①人尚可复元。法宜先后并补为主。方用附子甘草汤，或加姜、桂、砂、半。缓缓调服，月余可瘳。解见上。

以上数十条，专论阳虚，指出先天真气上浮。反复推明：真气，命根也，火种也，藏于肾中，立水之极，为阴之根，沉潜为顺，上浮为逆。病至真气上浮，五脏六腑之阳气已耗将尽，消灭剥削，已至于根也。经云凡五脏之病，究必归肾，即此说也。然真气上浮之病，往往多有与外感阳症同形，人多忽略。不知真气上浮之病，大象虽具外感阳证之形，仔细推究，所现定是阴象，绝无阳证之实据可验。学者即在此处留心，不可猛浪。细将上卷辨认阳虚、阴虚秘诀熟记，君相二火解体贴。则阳虚之病于在上、在中、在下，阴虚之病于在上、在中、在下，皆可按法治之也。阳虚篇内所备建中、理中、潜阳、回阳、封髓、姜桂诸方，皆从仲景四逆一方搜出。仲景云：三阳经病者，邪从阳化，阳盛则阴必亏，以存阴为要，滋阴降火之说所由来也。三阴经病，邪入多从阴化，阴盛则阳必衰，以回阳为先，益火之源，以消阴翳所由起也。太凡阳虚之人，阴气自然必盛，阴气盛必上腾，即现牙痛龈肿，口疮舌烂，齿血喉

① 其　原作“见”，据文义改。

痛，大小便不利之病。不得妄以滋阴降火之法施之。若妄施之，是助阴以灭阳也。辨察不可不慎，总在这阴象追求，如舌青、唇青、淡白、无神之类是也。千古以来，混淆莫辨，含糊不清，聪明颖悟之人，亦仅得其半而遗其半，金针虽度，若未度也。故仲景一生心法，知之者寡，兹采取数十条，汇成一册，以便后学参究。其中一元妙义，消长机关，明明道破。至于仲景六经主方，乃有一定之至理，变方、加减方，乃是随邪之变化而用也。三阳之方，以升散清凉，汗吐下为准。三阴之方，以温中收纳，回阳降逆，封固为要。阴阳界限大有攸分，以三阳之方，治三阳病，虽失不远。以三阳之方，治三阴病，则失之远矣。

世之业斯道者，书要多读，理要细玩。人命生死在于反掌之间，此理不明，切切不可先主方药。糊口是小，获罪是大。苟能细心研究，自问无愧，方可言医。

客疑篇

客有疑而问曰：先生论阳虚数十条，皆曰此本先天一阳所发为病也。夫人以心为主，心，火也，阳也。既曰阳虚，何不看重在上之君火，而专以在下之真火乎？余曰：大哉！斯问也。子不知人身立命，其有本末乎。本者何？就是这水中天。一句了了，奈也罕有窥其蕴者，不得不为之剖晰。尝谓水火相依而行，水即血也、阴也，火即气也、阳也。虽是两物，却是一团，有分之不可分、合之不胜合者也。即以一杯沸水而喻，沸，热气也，即水中无形之真火。气何常离乎水，水何常离乎气？水离乎气，便是纯阴。人离乎气，即是死鬼。二物合而为一，无一脏不行，无一腑不到，附和相依，周流不已。气无形而寓于血之中，气法乎上，故从阳。血有形而藏于气之内，血法乎下，故从阴。此阴阳上下之分所由来也，其实何可分也。二气原是均平，二气均平，自然百病不生，人不能使之和平，故有盛衰之别。水盛则火衰，火旺则水弱，此阴证、阳证所由来也。二气大象若分，其实未分，不过彼重此轻，此重彼轻耳。千古以来，惟仲景一人识透一元至理，二气盈虚消息。故病见三阴经者，即投以辛热，是知其阳不足而阴有余也，故着重在回阳。病见三阳经者，即投以清凉，是知其阴不足，而阳有余也，故着重在存阴。要知先有真火，而后有君火，真火为体，体，本也，如灶心中之火，种子也。君火为用，用，末也，即护锅底之火，以腐熟水谷者也。真火存，则君火亦存。真火灭，则君火亦灭。观仲景于三阴阴极之症，专以四逆汤之附子，挽先天欲脱之真火，又以干姜之辛热助之，即能回生起死。何不曰补木以生火，用药以补心乎？于三阳阳极之症，专以大承气汤之大黄，以救先天欲亡之真阴，又以芒硝之寒咸助之，即能起死回生。何不曰补金以生水，用药以滋阴乎？仲景立法，只在这先天之元阴、元阳上探取盛衰，不专在后天之五行生克上追求。附子、大黄，诚阴阳二症之水柱脚也。世风日下，稍解一二方，得一二法者，即好医生也。究竟仲景心法，一毫不识，开口即在这五行生克上论盛衰，是知其末，而未知其本也。余为活人计，不得不真切言之。余再不言，仲景之道，不几几欲灭乎。余更有解焉，人身原凭二气，充塞上下四旁，真阳或不足于上，真阴之气即盛于上而成病。用药即当扶上之阳，以协于和平。真阳或不足于中，真阴之气即盛于中而成病。用药即当扶中之阳，以协于和平。真阳或不足于下，真阴之气即盛于下而成病。用药即当扶下之阳，以协于和平。此三阳不足，为病之主脑也。阴气或不足于上，阳气即盛于上而成病，用药即当扶上之阴，而使之和平。阴气或不足于中，阴气即盛于中而成病，用药即当扶中之阴，而使之和平。阴气或不足于下，阳气即盛于下而成病，用药即当扶下之阴，而使之和平。此三阴不足，为病之主脑也。二气之不足，无论在于何部，外之风寒暑湿燥火六气，皆得乘其虚而入之以为病。凡外感之邪，必先犯皮肤，皮肤为第一层，属太阳。太阳为一身之纲领，主皮肤，统营卫故也。次肌肉，肌肉属胃。次血脉，血脉属心。次筋，筋属肝。次骨。骨属肾。乃人身之五脏，又分出五气，五气皆本二气所生，二气贯通上中下，故三焦又为一经，而成六步也。外邪由浅而始深，内伤不然。七情之扰，重在何处，即伤在何处。随其所伤而调之便了。此论外感内伤之把握也。学者苟能体会得此篇在手，庶可工于活人，而亦可与言医也。

卷三 阴虚证问答

问曰：头脑独发热，心烦热，小便短赤，咽干者，何故？

答曰：此心热移于小肠，小肠热移于肾也。夫肾上通于脑，脑热由肾热也。肾为水脏，统摄前后二阴，前阴即小肠膀胱，后阴即阳明大肠，肺与大肠为表里，心与小肠为表里。今因心热移于小肠，小肠受热，故便短。小肠血液为热所灼，势必乞救于肾水，热及于肾，肾水为邪火所扰，不能启真水上腾，故咽干。真水不能上交于巅，故脑热。法宜清热养阴、降火为主。方用导赤散。

导赤散

生地一两　木通五钱　甘草三钱　淡竹叶一钱

用药意解　按：导赤散一方，乃养阴清热、降火和平之方也。夫生地黄甘寒入肾，凉血而清热，肾热清而脑热自解。木通甘淡，能降心火下行，导热从小便而出，故曰导赤。竹叶甘寒，寒能胜热。甘草味甘，最能缓正，亦能清热。此方行气不伤气，凉血不伤血，中和之剂，服之无伤，功亦最宏。苟能活法圆通，发无不中也。

问曰：两上眼皮红肿痛甚，下眼皮如常，渐渐烦渴饮冷者，何故？

答曰：此元阴不足于胃之上络，胃中之火遂发于上，而津夜伤也。夫上眼皮属阴明胃，下眼皮属太阴脾。今病在胃而不在脾，故上肿而下不肿。胃火太盛，渐伤津液，故口渴饮冷。然未至饮冷，阴血尚未大伤。若已至饮冷，阳明之腑症悉具。苟谓风寒之时气所作，必有风寒之实据可验。此则无故而发，现于阳明地界，故知其元阴不足于胃之上络，胃中之火得以袭之也。法宜灭火救阴为主。方用人参白虎汤。

人参白虎汤如无人参即以洋参、沙参代之

人参五钱　石膏八钱　知母六钱　甘草二钱　粳米一撮

古方分两，石膏用至一斤，知母六两，人参三两，甘草二两，米六合。因阳明胃火燎原，盘踞中宫，周身精血，顷刻有烁尽之势，非杯水可救，故施猛剂，取其速灭也。若此病虽属胃火，不得照此例以施之，故改用分量，不失经旨可也。

用药意解　按：人参白虎汤一方，乃灭火救阴之神剂也。夫病人所现病形，未见阳明之实据，不得妄施。若已现阳明之实据，即当急投。今病人上眼皮红肿痛甚，又见口渴饮冷，明明胃火已盛，津液已伤。此际若不急用人参以扶元阴，石膏以清胃热，知母以滋化源，甘草、粳米以培中气，势必灼尽津液，为害非轻。此等目疾，不得不用此方。若视此方专为伤寒之阳明症立法，则为固执不通，不知仲景立法，方方皆是活法。凡属阳明之燥热为病者，皆可服也。妙处即在分两轻重上颠倒。今人过畏石膏不用，往往误事，实由斯道之不明，六经之不讲也。

问曰：两耳前后红肿痛甚，口苦者，何故？

答曰：此元阴不足于少阳经，少阳经之阳气旺而为病也。夫两耳前后，俱属少阳地界，今红肿痛甚，少阳之火旺可知。如系风寒阻滞所作，必现头痛身痛，寒热往来之候。内有抑郁所作，必有忧思不解之情。审察内外无据，则元阴之不足无疑。元阴之不足亦有由生，有因脾胃久伤，而生化太微；有因房劳过度，元阳不足而转运力微。阴血渐虚，即不能滋荣于木，木燥而木病丛生，此红肿疼痛，耳聋口苦，胁痛筋挛诸症作矣。兹揭出于两耳前后，不言胁痛、筋挛，举一隅也。其中更有至要者，人身上下四旁，全凭元阴、元阳二气充塞，元阴不足，无论在于何部，元阳之气，即旺于元阴不足之部而成病。元阳不足，亦无论在于何部，元阴之气，即旺于元阳不足之部而成病。然二气寓于凡精、凡气之中，凡精气盛，元阴元阳自盛；凡精气衰，元阴元阳自衰。此二气盈虚消息机关，发病主脑。论一气，论部位，六经自在其中。验外感，察内伤，戕伐之机关自定。知得此理，仲景之心法可通，明澈无疵，调和水火之方有据。此病可与小柴胡汤倍人参、黄芩。

小柴胡汤

人参八钱　柴胡六钱　黄芩七钱　半夏四钱　甘草三钱　大枣四枚　生姜三钱

古方柴胡用至半斤，黄芩三两，人参三两，甘草二两，生姜三两，半夏半升，大枣十二枚。是因寒伤太阳之气，不能从胸出，入逆于胸胁之间，留于少阳地界。少阳居半表半里之间，从表则热，从里则寒，故少阳主寒热往来。今为太阳未解之邪所侵，中枢不运。仲景立小柴胡汤一法，实以伸少阳之木气。木气伸而太阳未解之邪，亦可由中枢之转运而外出矣。

用药意解　按：小柴胡汤一方，乃表里两解之方。亦转枢调和之方也。夫此方，本为少阳之经气不舒立法，实为太阳之气逆胸胁立法。仲景以治太阳，实以治少阳，治少阳即以治太阳也。人多不识，予谓凡属少阳经病，皆可服此方，不必定要寒伤太阳之气，逆于胸胁，不能外出者可服。若此病红肿，确实已在少阳，无外感，无抑郁，非元阳之不足而何？将古方改用分两，以人参之甘寒为君，扶元阴之不足。柴胡苦平为臣，舒肝木之滞机。佐黄芩之苦，以泻少阳之里热。佐半夏、生姜之辛散，以宣其为聚之痰水。枣、甘为使，以培中气。然枣、甘之甘，合苦寒之品，可化周身之阴，合辛散之品，可调周身之阳。化阳足以配阴，化阴足以配阳，阴阳合配，邪自无容，故能两解也。然古方重柴胡，功在转其枢。此方倍参、芩，功在养阴以清其热。变化在人，方原无定，总在活活泼泼天机，阴阳轻重上颠倒，不赴本经界限可也。

问曰：鼻尖红肿，上牙龈肿痛，大便不利，烦躁谵语，口渴饮冷者，何故？

答曰：此元阴不足于胃，胃火旺盛，阴血又反伤也。夫元阴之气，若无一脏不足，必无红肿火症之虞。人只知为风邪火邪所作，而不知元阴之早亏于内也。阴虚则火旺，故火症丛生。今病人所现症形，已具阳明之里症，此刻胃火旺极，阴血衰甚也。须知凡血之内寓元阳，凡气之内寓之阳。病人元阴先不足，而火生，火生太烈，更足以伤其凡血，故曰：壮火食气。食气者，食尽元阴之气也。世医以桂、附为壮火，不知桂、附补元阳之衰，阳虚人之要药，非阳旺阴盛之所宜也。此病，法宜泻火救阴为主。方用大承气汤主之。

大承气汤

芒硝六钱　大黄五钱　枳实三钱　厚朴八钱

古方厚朴用至半斤，大黄四两，枳实五枚，芒硝五合。是因太阳之邪，流入燥地，已经化为热邪，大实，大满，大聚，大便不通，狂叫腹痛，脉沉实。阳明至此，非清凉升散可解，唯有下夺一法。仲景故立此方，以为阳明之将坏立法，然未至里实之盛者，亦可改分两以施之，不失本经里症宗旨可也。

用药意解　按：大承气汤一方，乃起死回生之方，亦泻火救阴之方也。夫病人胃已经实，元阴将亡，已在瞬息之间，苟不急用大黄、芒硝苦寒之品，以泻其亢盛之热，枳实、厚朴苦寒之味，以破其积滞之邪，顷刻元阴灼尽，而命即不生。仲景立法就在这元阴、元阳上探盛衰。阳盛极者，阴必亡，存阴不可不急，故药之分两不得不重。阴盛极者，阳必亡，回阳不可不急，故四逆汤之分两，亦不得不重。二方皆有起死回生之功。仲景一生学问，阴阳攸分，即在二方见之也。他如一切方法，皆从六气变化而出，六经主气为本，各有提纲界限，六气为客，各有节令不同，不得混视。至于此病虽具阳明里症，尚未大实之甚，即以此方改分量治之，不失本经里症治法。分量虽殊，时势亦异。学者苟能细心体会，变化自有定据也。

问曰：两目两眦赤脉缕缕，痛甚，舌肿厚，小便不利者，何故？

答曰：此元阴不足，而少阴火沸也。夫大小眼角，属心与小肠。二经之元阴不足，元阳之气便盛而为病。即为客邪，不必定要风寒闭塞而作，才为客气。知得此理，便得二气盈虚、消息、主客之道。况且窠乃五脏清华所聚之地，原著不得一毫客气。著一毫客气，则目病丛生。客气二字，外指风寒暑湿燥火时气，内指元阴、元阳偏盛所现，与风寒暑湿燥火时气不同。从外感来者，必有发热头痛、清涕、畏寒等情。从内二气发者，必无外形可征。元阴不足为病者，火必旺即为实邪，多红肿痛甚。元阳不足为病者，阴必盛即为虚邪，多不肿痛。即有肿痛甚者，乃元阳外脱之候，必现阴象以为据。若无阴象可验，便是实火，此认症之要也。目科虽云七十二种，总不出阴阳虚实四字。目科以五脏所属，名为五轮。风轮主肝，黑珠也。血轮主心，两眦也。气轮主肺，白睛也。水轮主肾，瞳子也。肉轮主脾，上下皮也。又分八廓，八廓即乾、坎、艮、震、巽、离、坤、兑是也。其要原不在此，学者务要在二气偏盛上求之，六气上求之可也。此病两眦与舌肿，小便不利①

① 利　原作“刊”，据文义改。

者，心与小肠皆热也。法宜养阴清热为主。方用大剂导赤散加洋参、黄连主之。解见上。

问曰：咽喉痛，干咳无痰，五心烦热，欲饮冷者，何故？

答曰：此元阴不足，而少阴火旺逼肺也。夫少阴之脉挟咽喉，喉之痛，由于火旺。肺之咳，由于火逼。无痰者，火盛而津枯。五心烦热者，元阴虚而为邪火灼。欲饮冷者，阴欲阴以救也。法宜清热润燥救阴为主，方用黄连阿胶汤主之。

黄连阿胶汤

黄连四钱　黄芩三钱　芍药二钱　阿胶二钱　鸡子黄二枚

用药意解　按：黄连阿胶汤一方，乃交阴阳之方，实养阴清热之方也。夫此方本为少阴热化症，而为心烦、不得卧者立法。盖心烦者，坎中之精，不能上交于心。不得卧者，离中之阴，不能下降于肾。方中芩、连、芍药之苦，直清其热。又得鸡子黄以补离中之气，阿胶以补坎中之精。坎离得补，阴阳之气自调，升降不乖，而水火互为其根矣。今病人所现症形，全系元阴亏损，元阳变为客邪所作。故服苦寒柔润之品，以滋其枯涸之区，俾火熄而阴可立复，病可立瘳也。古方分两，立意不同，故所用甚重。今病势稍异，故改用之。

问曰：产妇二三日，偶有小疾，服行瘀破滞之药不效，延至月余，酿成周身肿胀，又服消胀之药，更加乳肿不食，肛门逼胀，痛欲死者，何故？

答曰：此服药不当，酿成血脱之候也。夫产后之人，血暴下注，每多血虚。即有瘀滞、腹痛、乳肿、血晕之症，只宜温中活血行气之品，不可大施破血破滞之味。昧者专以破瘀滞为主，不知气得温而瘀滞自行，血得活而瘀滞自散。此病因误服消导，酿成坏症。独不思产妇血既大虚，全赖扶阳气以生之，今不扶其阳，而更耗其阳。阳气既耗，阴血何由得生？瘀滞何由得行？今成血脱，而元气无依，周身散漫，故肿胀丛生。此刻只宜收纳元阳，犹虑不及，尚服见肿消肿之药，更加乳肿，肛门逼胀欲死，其下脱之机已经毕露。法宜峻补其血，血得补，而气有所依，气有依，而肿胀自然不作。方用当归补血汤加鹿茸、黑姜、麦芽、甘草、葱、酒。

当归补血汤

当归四钱　黄芪一两　鹿茸三钱　麦芽五钱　黑姜四钱　炙草二钱　甜酒半杯　葱头子四个

用药意解　按：补血汤一方，乃活血行气之方，实补气补血之方。夫当归味苦入心，能补心，心者血之源也。黄芪甘温补肺，肺者正气之宗也。当归得黄芪，而血有所附，黄芪得当归，而气有所依。即名补血汤亦可，即名补气汤亦可。古人称为补血汤者，取阳生阴长之义。予谓气血双补。欲补气者，当倍当归而轻黄芪，从阴以引阳法也。欲补血者，当倍黄芪而轻当归，从阳以引阴法也。此方倍黄芪，故名补血汤。今产妇病四十余日，既酿成血虚欲脱而未脱之际，忽得补血之品，而血虚可复。又得补气之物，而血有统制。血既有统，而欲下者不下，则肛门逼胀之症可除。加鹿茸者，取纯阳之质，以助真阳之气。佐姜、草者，有温中之功，又有化阴之意。用葱头，以降离阴而下交。用甜酒，以鼓坎阳而上行。使麦芽，从中以消散其壅滞之气血。不寒不燥，故治此病易易也。况当归重用，有活血之能，黄芪重用有行气之妙，前贤往往用于血虚发热之症颇效。予谓血虚气虚皆可，不必固执。

问曰：病人口臭，舌黄饮冷，呃逆不休，水泻不止，步履如常者，何故？

答曰：此元阴不足，而胃火旺甚也。夫口臭有二：有先天精气发泄者，口虽极臭，而舌滑润微黄，人无神而阴象全现，决不饮冷。胃火旺者，口臭舌必干黄，口渴饮冷。呃逆者，火之上冲。泻不止者，火之下降。步履如常者，火之助也。法宜下夺为主，方用大承气汤主之。解见上。此条上中下三部俱备，学者不必定要全见，而始用此方。活法圆通，人贵于知机耳。

问曰：平人干咳无痰者，何故？

答曰：此元阴不足，而肺燥也。夫肺为金，生水之源也。元阴不足，由于肺燥不能生水，肺燥实由元阴不足而邪火生。火旺克金，故肺燥。肺气燥，斯干咳作矣。法宜苦甘化阴，养血为主。方用甘草干姜汤合当归补血汤，加五味子治之。

甘草干姜汤

炙草二两　干姜五钱，炮

用药意解　按：甘草干姜汤一方，乃辛甘化阳之方，亦苦甘化阴之方也。夫干姜辛温，辛与甘合，则从阳化，干姜炮黑，其味即苦，苦与甘合，则从阴化。仲景以此方治误吐逆烦躁而厥者，取辛甘以化热，守中而复阳也。又治吐血，治中寒，取辛甘以化阳。阳，气也。气能统血，阳能胜寒，阳能温中也。又用于治拘急，治筋挛，治肺痿，治肠燥，取苦甘以化阴。阴，血也。血能胜热，血能润燥，血能养筋也。今病人既现干咳无痰，肺气之燥明矣。即以化阴之法合当归补血汤，加五味子治之。俾燥热解而肺气清，肃令行而干咳自不作矣。

问曰：妇女病忽喜忽笑，言语异常，似癫非癫，似狂非狂者，何故？

答曰：此真水不能上交于心，心热生而神无主也。夫人一身，全赖水火两字，水火相依而行，彼此互为其根。火下降则肾脏温，水上升则心脏凉，此阴阳颠倒之妙也。今病人所现症形，明系真阴不足，不能上交于心，则心热生。心者，神之主也。热甚则神昏，故喜笑，言语异常，而人若癫也。诸书称为热入血室，尚未窥透此理，不知心者，生血之源也。血室者，冲脉之所居也。冲为血海，即有热入，未必即苦癫狂也，当以热甚神昏为确。法宜养阴清热，交济阴阳为主。方用栀豉汤主之。

栀豉汤

栀子一两　豆豉二两

用药意解　按：栀豉汤一方，乃坎离交济之方，非涌吐之方也。夫栀子色赤、味苦、性寒，能泻心中邪热，又能导火热之气，下交于肾，而肾脏温。豆形象肾，制造为豉，轻浮能引水液之气，上交于心，而心脏凉。一升一降，往来不乖，则心肾交而此症可立瘳矣。仲景以此方治汗吐下后，虚烦不得眠，心中懊侬者，是取其有既济之功。前贤以此方列于涌吐条，未免不当，独不思仲景既列于汗、吐、下后虚烦之症，犹有复吐之理哉。

问曰：每日早饭后，即咳吐黄痰数口，五心潮热，心烦口渴，大热饮冷，六脉细数者，何故？

答曰：此元阴虚极，火旺而津液欲竭也。夫大热，口渴，饮冷，心烦，咳吐黄痰，症象白虎之形。然六脉细数，细为血虚，数为血热，明明血虚生内热，则又非白虎之的症也。医于此际不可猛浪，务要审确。予细推究病情，伤寒阳明症之烦躁，口渴饮冷发热，是从外感得来，脉必长大，定有头疼、身痛、恶寒等情。血虚之大渴饮冷，烦躁，发热，从内伤得来，或吐血，或久咳，或产后血暴虚，或抑郁损伤心脾，脉必细微，甚则细数，定少头疼、身疼、恶寒等情。切切不可轻用白虎，误用白虎，为害匪轻。法宜峻补真阴为主。方用独参汤，或当归补血汤亦可。解见上。

独参汤人参即以洋参代之

洋参二两

用药意解　按：独参汤一方，乃补阴之第一方也。今人用为补阳回阳，大悖经旨，由其不知水火立极之妙，药性功用之专。予为活人计，不得不直切言之。夫人身所恃于立命者，惟此水火而已，水火即气血，即阴阳。然阳之根在乎坎，天一生水，一点元阳，含于二阴之中是也。阴之根在乎离，地二生火，一点元阴，藏于二阳之内是也。水火互为其根，乾坤颠倒，各有妙用。故经云：善补阳者，于阴中求阳。善补阴者，于阳中求阴。今人罕明此理，一见阳虚症，用药即着重心，而不知着重肾，一见阴虚证，用药即着重肾，而不知着重心。究其所用药品，阳虚重在人参，阴虚重在熟地。查熟地甘寒，补阴尚不为错，而人参甘寒，近来所出洋参味苦，苦寒之品，皆补阴之品，非补阳之品，故仲景不用参于回阳，而用参于大热亡阴之症以存阴，如人参白虎汤、小柴胡汤之类是也。大凡药品性具苦寒酸涩咸味者，功专在阴。具甘温辛淡辣味者，功专在阳。今人着重在后天坎离之阴阳，而不知着重坎离中立极之阴阳，故用药多错误也。仲景一生学问，即在这先天立极之元阴、元阳上，探求盈虚消长，揭六经之提纲，判阴阳之界限。三阳本乾元一气所分，三阴本坤元一气所化，五脏六腑皆是虚位，二气流行方是真机。阴阳盈缩，审于何部？何气所干？何邪所犯？外感由三阳而入内，六客须知。内伤由三阴而发外，七情贵识。用药各有实据，如六经主方是也。然补坎阳之药，以附子为主。补离阴之药，以人参为先。调和上下，权司中土，用药又以甘草为归。此皆立极药品，奈人之不察何？予细推世之用人参以补心，即为补阳也。不知心虽属阳，外阳而内阴，功在阴，周身阴血，俱从火化得来，故色赤。经云：心生血。又曰：火味苦，以苦补心。即是补离中之阴也，而非补真阳也。千古以来，用参机关惟仲景一人知之。而时珍本草云：能回元气于无何有之乡。推斯意也，以为水火互为其根。经云阳欲脱者，补阴以留之，独参汤是也，阴欲脱者，补阳以挽之，回阳饮是也。至于阴盛逼阳于外者，用参实以速其阳亡也。阳盛灼阴将尽者，回阳实以速其阴亡也。凡用参以冀回阳，总非至当不易之理，学者宜知。若此症所现，乃阳旺阴虚之甚，正当用参以扶立极之元阴，元阴盛而周身之阴血自盛，血盛而虚者不虚，病者不病矣。

问曰：酒客病，身大热而喘，口渴饮冷，无头疼身痛畏寒者，何故？

答曰：此湿积生热，热甚而伤血也。夫嗜酒之人，易生湿热症，入腹顷刻，酒气便窜于周身皮肤，烈性一过，湿气便留中脘。中土旺者，湿气易去，中气弱者，湿气难消，久久中气更虚，湿气因而成疾。湿气流注四肢，便成痰火手脚，医生一见痰火手脚，便照痰火治之，鲜有愈者。以予主治，法宜温中除湿，辛甘化阳之品。若此症由湿聚日久，因而生热，热气逼肺，则喘症生，热伤津液则口渴作。法宜清热燥湿、升解为主，方用葛根黄连黄芩汤。

葛根黄连黄芩汤

葛根一两　黄连五钱　黄芩五钱　甘草五钱

古方葛根用至半斤，芩、连、草各二两，因太阳桂枝症误下，邪陷于中土，下利不止，脉促喘汗者，内陷之邪，尚欲从肌腠而外出不能出，涌于脉道，则脉促，涌于华盖，则气喘。仲景故用葛根以升腾胃气，鼓邪仍从外出，佐以芩、连之苦，苦以坚之，坚毛窍以止汗，坚肠胃以止泻。又以甘草调中，邪去而正立复，病自不难解矣。今改用分两，借以治酒客之积湿生热，大热而喘者，亦更妙也。

用药意解　按：葛根黄连黄芩汤一方，乃表里两解之方，亦宣通经络、燥湿清热之方也。葛根气味甘辛，禀秋金之气，乃阳明胃经主药也。阳明主燥，肌肉属阳明胃，胃热甚故肌肉亦热。胃络上通心肺，热气上涌于肺故喘。热伤脾中阴血故渴。今得葛根之升腾，宣通经络之邪热，热因湿积者，热去湿亦去矣。况得芩、连之苦，苦以清热，苦能燥湿。复得甘草和中，以培正气，内外两解，湿热自化为乌有矣。此方功用尚多，学者不可执一。

问曰：老人大便艰涩不出者，何故？

答曰：此血虚甚，而不能分润沟渠也。夫年老之人，每多气血两虚，气旺则血自旺，气衰则血自衰。然年老之人，禀赋原有厚薄，不得概谓气血两虚。亦有素禀阳旺者，精神不衰，出言声厉，饮食不减，此等多由火旺阴亏。亦有禀赋太薄，饮食不健，素多疾病，乃生机不旺，运化太微，阴血渐衰，不能润泽肠胃，肠胃枯槁，此真血虚之候。二条乃言老人之禀赋，亦有因外邪入阳经，变为热邪，伏于肠胃而闭结者。亦有阴盛阳微，下焦无阳，不能化阴而闭结者。亦有肺内伏热而闭结者。认症总宜清耳。若老人大便艰涩，无外症者，即是血枯俱多，法宜苦甘化阴为主。方用当归补血汤和蜂蜜，或甘草干姜汤。解见上。或麻仁丸。

麻仁丸

麻仁二两　芍药八钱　枳实八钱　大黄一两六钱　厚朴二钱　杏仁一两　白蜜一两

用药意解　按：麻仁丸一方，乃润燥行滞之方，实苦甘化阴之方也。夫人身精血，俱从后天脾胃化生。脾与胃为表里，胃主生化，脾主转枢，上下分布，脉络沟渠，咸赖滋焉。今胃为伏热所扰，生化之机不畅，伏热日炽，胃土干燥，渐渐伤及脾阴，脾阴虚甚，津行不行于大肠，肠胃火旺，积粪不行，故生穷约。穷约者，血枯而无润泽，积粪转若羊矢也。故仲景立润肠一法，使沟渠得润，穷约者，自不约也。药用麻仁、杏仁，取多脂之物，以柔润之。佐大黄、芍药之苦以下降之，取厚朴、枳实之苦温以推荡之，使以白蜜之甘润，与苦合而化阴。阴得化而阴生，血得润而枯荣，肠胃水足，流通自如，推荡并行，其功迅速。此方宜用为丸，缓缓柔润，以治老年血枯，实为至当之法。今改用分量为汤，取其功之速，亦经权之道也。

问曰：男子阳物挺而不收者，何故？

答曰：此元阴将绝，阳孤无匹也。夫阳物之举乃阳旺也，阳旺极，宜生阴，阴生阳自痿，乃阴阳循环不易之理。今出乎至理之外，挺而不收，明明有阳无阴象也。此际法宜救阴，大补先天元阴为主。方用独参汤主之，解见上。或六味地黄汤亦可。

六味地黄汤

熟地一两　枣皮八钱　淮药五钱　茯苓五钱　丹皮六钱　泽泻三钱

用药意解　按：地黄汤一方，乃利水育阴之方也。夫地黄甘寒，滋肾水之不足，二皮酸寒，敛木火之焰光，山药、茯苓健脾化气行水，泽泻甘寒，补养五脏，又能消湿。此病由水虚而火旺，又加木火助之，故不收。今得地黄补水，又能滋肝，肝主宗筋，乃阳物之根也，宗筋得润，而阳物立痿。佐二皮一敛一泻，火光即灭，又得山、苓、泽泻健脾化气以行津液，庶几此病易瘳。古人云：补阳足以配阴，乃为阳痿不举柱脚，为一切阳虚柱脚。补阴足以配阳，乃为阳挺不收柱脚，为一切阴虚柱脚。此条应专以滋阴为是，不应利水，利之似反伤阴。不知用利药于地黄之内，正取其利，以行其润之之力也。学者不可执一。分两与古方不同，改用也。

问曰：病人每日半夜候，两足大热如火至膝，心烦，至午即愈者，何故？

答曰：此血虚阳旺也。夫人身以阴阳两字为主。阳生于子，至巳时，属三阳用事，正阳长阴消之时。阴虚不能配阳，阳旺故发热。至午即愈，乃阴长阳消，阳不胜阴，故热退。世人以为午后发热为阴虚，是未识阴阳消长之道也。予治一易姓妇，每日午初即面赤、发热、口渴、喜热汤，至半夜即愈，诸医概以补阴不效，予以白通汤，一服而愈。病法宜补阴以配阳为主，方用补血汤，或地黄汤。解见上。

问曰：秋月人忽然腹痛水泻，日数十次，完谷不化，精神不倦者，何故？

答曰：此肺中之元阴不足，肺气燥甚也。夫大便水泻，至完谷不化，谁不以为脾胃之败也？不知肺气燥极，亦有此症。肺与大肠为表里，大肠主传送。饮食入胃，不待消化，随燥热之气下降，而直趋大肠，故日泻数十次，腹痛饮冷，不倦。若果脾败完谷不化，精神之倦极可知，决然病久非暴也。至于水泻一症，有泻出色黄极者，胃火旺也。泻出色白者，下元无火也。泻出色青者，厥阴之寒化也。有泻出色如酱汁者，太阴之湿化也。泻出如溏鹜者，脏有寒也。亦有泻出色白如涎者，肺有热也。有泻出淡淡赤色者，阳不统阴也。以上数症，临症时再察虚实新久，脉息有神无神，用药自有据也。此症法宜清为主。方用甘桔汤，加二冬、地骨、桑皮、黄芩、杏仁、白蜜治之。

甘桔汤

甘草一两　桔便八钱　天冬四钱　麦冬四钱　地骨三钱　桑皮三钱　黄芩二钱　杏仁二十粒　白蜜五钱

用药意解　按：甘桔汤一方，乃苦甘化阴之方也。此方仲景用以治少阴之咽痛症，因少阴之火，上浮于咽，少阴之络挟咽故也。得甘桔之合化，而少阴得养，故愈。今用以治太阴，取桔梗之苦，以开提肺气，而伏热立消。取甘草之甘，大甘足以化热。苦与甘合，又能化阴，化阴足以润肺。又加以二冬、二皮、黄芩、杏仁、白蜜，一派甘寒苦降之品以助之，而肺燥立止，水泻自不作矣。

问曰：病人干咳，周身皮肤痒者，何故？

答曰：此元阴虚不能润肺，肺燥不能行津液于皮肤也。夫病人干咳，乃血虚肺燥之验。肺主皮毛，肺气清，则节令行而不乖，脏腑咸赖。肺气燥，则节令失，而津液不行，百病丛生。津液不行于内，则肺痿，脏结肠燥，痿躄筋挛，骨蒸等症即起。津液不行于外，则皮毛、肌肤、爪甲枯槁燥、痒之症立作。

此条言血虚肺燥，有如是等症，法宜清燥养营为主。方用补血汤合甘草干姜汤，加五味、白蜜治之。解见上。

业斯道者，须知人身气血运用机关，气血之根皆在下，培养在中，发用在上。根即此◐也。培养即此◎也。发用即此⊙也。肺主气，即发用之外圈，心主血，即发用之内圈。外圈本乾体所化，内圈本坤体所生，天包乎地，地成乎天，混然一物。地气上腾，指坎中一阳，由下而中而上，一呼即起。天气下降，指离中真阴，由上而中而下，一吸即入。故曰：呼吸者，阴阳之橐籥也。呼则气行而血随，吸则血行而气附。呼吸虽判乎阴阳，其实，升则二气同升，降则二气同降，升降循环不已，故即上下以判阴阳也。先圣恐人不明，故画卦以明阴阳。乾坤则称为先天，六子乃为后天，今人专在后天论阴阳生克固是，而不在先天论阴阳盛衰，是知其末而未知其本也。苟有知得阴阳升降之道者，庶可与共学适道矣。

问曰：筋缩不伸者，何故？

答曰：此血虚不能养筋，筋燥故也。夫筋之燥也，有由生。虽云水能生木，其实水火之功用在心肺，肺主气，心主血。肺气行于五脏，血亦行于五脏，肺气行于六腑，血亦行于六腑。肺气燥极则运用衰，津液不润于筋，则筋燥作。筋燥甚，故缩而不伸也。法宜清燥养血为主。方用芍药甘草汤主之，或加二冬、白蜜亦可。

芍药甘草汤

芍药二两　甘草二两，炙

用药意解　按：芍药甘草汤一方，乃苦甘化阴之方也。夫芍药苦平入肝，肝者，阴也。甘草味甘入脾，脾者，土也。苦与甘合，足以调周身之血，周身之血既调，则周身之筋骨得养，筋得血养而燥气平，燥气平则筋舒而自伸矣。然亦不必拘定此方，凡属苦甘、酸甘之品，皆可以化阴，活法园通之妙，即在此处也，学者须知。

问曰：年老之人多健忘，言语重复者，何故？

答曰：此元阴虚极，而神无主也。夫心生血，神藏于血之中。神者，火也、气也，即坎中一阳，而寓于血之中。气与血相依，故别其名曰心藏神，即此可知鬼神之用也。书曰：鬼神者，二气之良能也。良能二字，即真阴、真阳之本性也。神禀阳之灵，天体也，位尊，故曰神。鬼禀阴之灵，地体也，位卑，故曰鬼。人之为善，则性从阳，光明气象。人之为恶，则性从阴，黑暗气象。人死而为神、为鬼，即在平日修持上判也。将死之际，善气重者，元神从天门而出，定为神道。恶气重者，元神从地户而入，定为鬼道。若老人气血已衰，精神自然不足，不足故神昏也。然又非热甚神昏之谓也。法宜养血为主，气血双补亦可。方用补血汤，独参汤或参枣汤亦可。补血、独参二汤，解见上。

参枣汤

洋参一两　枣仁一两　甘草五钱　猪心一个

以上三味为细末，同猪心炖服，或同猪心捣为丸俱可。

用药意解　按：参枣汤一方，乃苦甘化阴、酸甘敛阴之方也。因元阴虚极，不能养神，神无所生，故时明时昧，犹若残灯将灭，而光不明，苟能更添其膏，火光自然复明也。今以洋参之甘苦，枣仁之酸敛，以扶其元阴，元阴敛而真气即敛，故曰藏神。又得猪心同气相求，庶几心神明而不昧。复取甘草从中合化，而真血有源源不竭之妙也。此方不独治老年健忘，凡属思虑损伤阴血者，皆可服也。

问曰：大肠脱出数寸，肛门如火，气粗而喘，欲饮冷者，何故？

答曰：此元阴不足于肺，肺火旺，而大肠之火亦旺也。夫脱肛一症，原有阳虚、阴虚之别。阳虚之脱肛者，由元气衰极，不能约束也。其人必困倦无神，渴必饮热，阴象全见，法宜温中。阴虚之脱肛者，由于下焦之火旺逼出也，其人精神不衰，渴喜饮冷，热象全见。然此二症，多起大泻、大痢之后，治者务要认定阴阳实据，自然获效。此症即阴虚火旺也。火上逼肺故喘，火下逼肠故肛出，法宜滋阴泻火。方用大黄黄连泻心汤，或葛根黄连黄芩汤亦可。解见上。

大黄黄连泻心汤

大黄一两　黄连五钱

用药意解　按：大黄黄连泻心汤一方，乃泻火之方也。仲景以此方治心下痞满，按之濡者，是因无形之热邪，伏于心下，而以此方泻之也。今借以治此症，似亦未切，不知大黄、黄连苦寒，能泻三焦邪热，此病既因热上攻肺，而喘症生，热下攻肠而脱肛作，得大黄、黄连之苦寒泻火，火邪一去，上下自安。亦握要之法也。

问曰：小便便时痛甚，口渴饮冷，其淋症乎？非淋症乎？

答曰：此膀胱之元阴不足，为邪火所灼，乃太阳腑症之甚者也。因邪犯太阳，从太阳之标阳而化为热邪，伏于膀胱，故口渴饮冷而便痛。法宜化气行水。方用五苓散主之。其实近似淋症，淋症亦皆膀胱之症也。前贤有血淋、气淋、沙淋、石淋、劳淋，五淋之别，总而言之，不出阴阳两字。有阳衰不能化停滞之精而作者，十有七八。推其源多起于梦中遗精，忽觉而提其气以留之，精之已离位者，不能复位，发泄不畅，当心气下降而便溺，败精欲出而不能出，故小便痛甚，此受病之根也。此病，法宜大助元阳，鼓之化之，俾气化行而精气畅。世人一见便痛为火，不敢轻投桂、附，是未识透此中消息也。亦有精停日久，阻滞气机，郁而为热，灼尽膀胱阴血，败精为邪火所熬，故有砂石之名。总缘火由精停起见，阳虚之人得此者多。方宜白通汤、三才、潜阳诸方。阴虚之人，火旺太甚，宜滋肾丸、六味丸、五苓散之类。解见上。或附子泻心汤亦可。

五苓散

白术一两　茯苓八钱　猪苓五钱　泽泻五钱　桂枝六钱

附子泻心汤

附子一枚　黄芩五枚　黄连五钱　大黄一两

用药意解　按：五苓散一方，乃化气行水之方也。因寒伤太阳之腑，气化不宣，水道不利而生邪热，热伤津液，不能上升故渴。气化不行，尿欲出而不即出故痛。今得二苓、术、泽，专行其水以培中，最妙在桂枝一味，化膀胱气机，气机化行，自然郁热解而寒邪亦解。此方重在化气，不重在去热一面，可知气化行，即是去热也。世多不识。

按：附子泻心汤一方，乃寒热并用之方也。仲景以此方治心下痞，而复恶寒汗出者，是少阴无形之热，伏于心下而作痞，复见太阳之寒，又见汗出，有亡阳之虑。故用芩、连、大黄，以泻少阴无形之伏热，又用附子，以固根蒂而追元阳，寒热互用，真立方之妙也。今借以治停精而生热为淋者，用附子以固先天之阳，佐芩、连、大黄，以泻伏热，是不固之固，不利之利也。方书多用利水清热之品，是治热结一法，而遗化精一法，予意方中再加安桂二三钱，以助附子之力，而又能化气，气化精通，热解邪出，何病淋之患哉。如三才封髓丹加安桂、滋肾丸倍安桂，皆可酌用，切勿专以分利为主也。

问曰：五更后常梦遗精，或一月三五次，甚则七八次者，何故？

答曰：此元阴虚而神不为主也。夫遗精一症，与遗尿有些微之别，尿窍易开，精窍不易启。然二窍之开合，总属心气下降，轻重浅深不同耳。然而梦遗之症，诸书所论纷纷，未有实据。以予细揆其理，人身以神为主，神居二气之中，昼则寄于心，夜则寄于肾，遗精之症，戌亥以前者，病在于肾，子时以后者，病在于心，此人神从阴从阳之道也。人身上下关窍，总在一神字统之，神即火也，气也，坎中之真阳也。真阳配真阴，神始有主。真阴配真阳，神始有依。梦遗之病，务审究在上半夜或下半夜，以定神之所在。病于上半夜者，主阴盛阳衰，阳虚不能统摄精窍，而又兼邪念之心火动之，故作。法宜扶阳为主，如潜阳丹、白通汤、桂枝龙骨牡蛎汤之类是也。病在下半夜者，主阳盛阴衰，阴虚不能配阳，阳气既旺，而又有邪念之心火助之，神昏无主，而不能镇静，故作。法宜扶阴以抑阳，如封髓丹倍黄柏、参枣汤加黄连、补血汤、将军蛋、洋参蛋之类是也。其中受病之根，由于素多淫念，或目之所见而心思，耳之所闻而慕切，念头辗转不断，一片淫情，不觉已固结于神之中也。一经熟睡，元神游于梦幻之乡，或有见，或有闻，或有交，邪念一动，心火下流，兼以相火助之，直冲精窍，窍开而精自泄也。此病而云血虚神无主者，是遗泄在五更后，正阳长阴消之时，故知其血虚也。法宜补阴以配阳。方用参枣汤。解见上。

问曰：平人精神不衰，饮食健旺，常口渴而欲饮冷，小便亦常觉不快，夜夜遗尿者，何故？

答曰：此元阴不足，而下焦有伏热也。世多以遗尿属下元无火，其实不尽然。有真下元无火者，乃阳虚不能统束关窍，其人必精神困倦，饮食减少，有阳虚之实据可凭。法宜收纳元阳，补火为要。此精神不衰，饮食如常，定是膀胱素有伏热，亦有心移热于小肠，肝移热于脬而遗者，是热动于中，关门不禁也。即在心肝两部脉息上求之便了。若果心移热而作者，导赤散可用。肝移热于脬而作者，小柴胡倍黄芩亦可医。再审其上半夜与下半夜，以探阴阳消长机关，而按法治之，必不失也。此症直决为膀胱伏热，是因其人精神饮食有余，渴常饮冷，便常不快，是以知之也。法宜滋肾泻火为主。方用六味地黄汤加知、柏。解见上。

问曰：两足冷如冰，不能步履，服桂附除湿药不效，而更甚者，何故？

答曰：此非阳衰湿浸于下，实血虚肺燥，不能行津液于至下也。夫人身上下，全赖二气布护。真阳不足亦有冷者，服桂、附以助之而愈。脾虚不能转运水湿而作者，服健脾除湿药必效。此则不然，知非阳虚湿盛，乃由血虚肺燥也。肺乃百脉之宗，出治节者也。肺气行，则津液流通贯注，百脉增荣。肺气燥，则津液不行，百脉失养。今两足冷如冰，乃水衰火极之象。人身水居其一，火居其二，火甚则津枯而骨髓失养，其实由肺之燥而津液不充，津液不充，邪火立起。火来甚时，犹觉内热，火既极时，却又作冷。古人云：阳极生阴，阴极生阳。病机之颠倒如是，浅见者何能一一周知？此病法宜苦甘化阴，润燥为主。方用芍药甘草汤，或六味地黄汤加二冬、白蜜，或黄连阿胶汤俱可。解见上。

问曰：四肢肌肉皮肤干粗瘦削，奄奄欲绝，常思冷饮，人俱以为疳病也，不知是否？

答曰：此胃有伏热，而食尽脾阴之血液也。夫周身肌肉统于脾胃，胃气充则肉盈，脾阴足则肉活。周身肌肉红活充盈，乃后天健旺之征。脾与胃为表里，彼此皆不可偏，偏则病作。今病人四肢干枯饮冷，干枯乃火之象，亦不足之象。饮冷是病之情，亦阴枯气救之情，以此推求，知其胃有伏热未解，食尽脾阴所致。此等病症，小儿居多，由饮食损伤脾胃，久久元气日薄，或食生冷鲜物，停滞于内，邪热丛生，服药未当，渐渐而成者，十居其八。妇女忧郁，损伤肝脾，渐渐而成者亦多。世医一见枯槁，便以疳症目之，而立五疳之名，总非至当。此症法宜甘润养阴为主。方用甘草黑姜汤加五味。解见上。如因内有积热者，审轻重治之。

问曰：病赤白痢日数十次，腹痛拘急者，何故？

答曰：此元阴不足以致肺燥，复感客燥而移燥于大肠也。诸书俱称赤白为湿热病，以白属湿，以赤属热，照方施治，应效者少。予细推此理，人身以坎离立极，运用机关，全在心肺。心属火，化血而居肺下。肺属金，化气而居心上。肺位最尊，气机运转，外充皮肤肌肉，内充筋骨脏腑，有天包乎地之义。肺气一行，心血随之，下而复上，上而复下，循环不已。二气调和，百节无伤。肺气、血气偶乖，诸症蜂起，岂独痢疾为然。查痢疾多生于秋，乃燥金主气之时，复感外来之燥邪，客于肺经，闭塞清道，转输失职，津液不行于大肠，大肠亦生燥热，故曰肺移燥于大肠也。肺气壅，则大肠之气壅，而血亦与之俱壅，故痢症作。白者重在气之滞，赤者重在血之涩，赤白相兼，心肺俱受燥也。治痢者，当在心肺二处求之，切勿惑于夏伤于暑，秋必成痢。推是说也，以为夏日炎天，暑湿大行，交秋之际，暑湿未尽，胶固大肠，欲出不出而成痢。予谓人之肠胃糟粕，有一二日换一次者，有三五日换一次者，岂尽湿热之胶固大肠耶。以白为湿，湿甚宜泻，以赤为热，热甚宜闭。今则不泻不闭，而欲出不出，其为肺气之滞，心血之涩也，明甚。何得即以湿热酝酿加之，此说亦近理，但湿热合病者亦多，何不成痢？独于秋月乃痢？明明燥邪客于肺。要知白者，气也，火也，亦大肠之精也。赤者，血也，水也，亦大肠之液也。赤色虽似火象，其实周身血液，具从火化得来，故曰血为阴，又曰血虽阴类运从阳，指肺气行而血随之也。予谓治痢当着重肺燥为主，虽赤白有浅深之分，其源总归于燥之一字，但治其燥，则两脏之气即舒，不治痢而痢即止，不治赤白而赤白日消，握要之法也。舒驰远以痢为四纲，其说亦可从，但未将受病根处明明指出，概谓白属湿成，赤属血因，纷纷聚讼，愈出愈奇，总非确论。惟有调气行血一语，略可遵从。法宜清燥救肺为主。方用杏冬、二皮、白蜜、甘桔汤主之。至于似痢非痢，亦不可不辨。痢之为病，腹痛拘急，逼胀异常，欲出不出，出亦无多，日数十次。似痢非痢者，腹虽痛而不甚，便虽逼胀，而出尚多，日三五次，甚七八次，一痛即泻。四时皆有，多得于大病、久病之后，乃由中气大衰，大肠失职，肠胃稍有存积，气虚不能载之，故似痢而实非痢也。法宜大健中土，中土气足，自能载之，而不失节也。方用附子理中汤，加吴萸、安桂最妙。治痢诸书皆云调气行血，予亦立一方，亦可酌用，名大黄木香汤。

杏冬二皮甘桔白蜜汤

杏仁五钱　天冬四钱　麦冬四钱　地骨皮三钱　桑皮五钱　桔梗四钱　甘草三钱　白蜂蜜半杯

大黄木香汤

大黄六钱　木香六钱　当归五钱　苏叶二钱　甘草三钱　白蜜半杯

用药意解　按：杏冬二皮汤一方，乃清燥润肺之方也。因燥邪客肺，肺气壅塞，津液不行于大肠，以致气机滞涩，故取杏仁之苦，以降之利之。又佐二冬、二皮、甘、桔、白蜜以开之润之。俾燥邪去而肺气清，肃令行而气机畅，何痢之有哉。

按：大黄木香汤一方，乃调气行血之方也。大黄同当归、甘草，能泻血分之燥热而化阴，木香、苏叶、白蜜，能调气之滞而化阳，气血两化，阴阳不偏，自然痢疾不作矣。

问曰：病人每日早饭后心烦，两手足心痛痒异常，至午初即愈者，何故？

答曰：此元阴不足，心阳气有余也。夫人身上下四旁，莫非二气充塞，二气皆不可偏，偏于阳则阴虚，偏于阴则阳弱。今病人两手心痒，两足心痒，阴虚阳虚，皆有此候，不得概谓血虚。此病而断为阴虚者，见其病之在上半日也。人身就是这一团真气出阴入阳，出阳入阴。一日之内，上半日属三阳，阳有余，阴即不足，故《易》曰：君子道长，小人道消。君子小人即阴阳之谓也。其实推其至极，还是这一团真气，由盛而衰，由衰而盛也。故圣人云：老子其犹龙乎？反之吾身，不亦有犹龙之老子乎？此病法宜补阴以配阳，方用黄连鸡子阿胶汤，或补血汤。解见上。查阴虚发痒，外形手足心肉必干枯，起粗白皮。阴虚发痒者，手足心肉柔软不枯，无白皮干粗色，但痒极而欲重按重压。以此定之，再参看各部气色便了。阳虚宜收纳回阳为主，方用潜阳丹、四逆汤、封髓丹之类。解见阳虚门。

问曰：吐血后头眩晕不止者，何故？

答曰：此血虚不能荣于上也。夫头晕一症，有上实下虚者，有上虚下实者，有清阳不升者，有浊阴上干者，有挟虚风者，有挟虚火者，有脏腑偏盛而致者，种种不一。括其指归，总不出阴阳两字。凡治此病，察其人面白无神，饮食减少，二便自利，困倦欲卧，喜热畏冷，或气短而心悸不宁，或饱闷而腹痛泄泻，或遗尿不禁而自汗频添，脉浮无力而空，诸如此类，都属阳虚，清气不充所作。法宜辛甘扶阳之品，按定上中下病情消息，以斟酌之便了。察其人精神不衰，舌黄喜冷，饮食易消，二便短少，或心烦热而咳吐黄痰，或饱食而即刻昏晕，或晕数刻而依旧如常，脉实有力而长，诸如此类，都属阴虚火旺上干所作。法宜苦甘而化阴之品，按定上中下病情消息，以酌量之便了。此病既由吐血而后眩晕，明明阴血暴虚，不能上荣于巅。血虚亦能风生，故作眩，法宜养血为主。方用补血汤主之，加味随机而施。如外感六淫之气，只作痛不作眩。学者须知。

问曰：女病血崩后，忽顶巅痛甚者，何故？

答曰：此虚甚而阳无所附，暴浮于上也。夫气血两字，彼此互为其根，不可少有缺陷，阳气暴虚，阴血即无所主，阴血暴虚，阳气即无所托。今病人血骤下奔，海底枯涸，龙无水养，飞腾于上，故顶巅痛甚。此际若不细察受病之因，而见痛治痛，则既竭于上之阳，顷刻即灭也。法宜峻补其水，海中有水，龙即能返于渊，此真阴真阳互根之妙用也。方用补血汤主之。解见上。或补水汤亦可。

补水汤贫者以沙参易洋参

洋参二两　白蜜一两　黄柏一两

用药意解　按：补水汤一方，乃苦甘化阴之方也。夫洋参色白味苦，苦能补心，心者，生血之源也。黄柏味苦，苦能坚肾，肾者，注水之区也。又得白蜜之甘，能润肺而生金。金者，水之母也。况苦与甘合，足以化阴，阴得化生，而源不竭。龙虽属阳，而性喜水，既有其水，则龙潜于渊，太空廓朗，而上下咸安矣，何顶痛之有哉？

以上数十条，专论阴虚，指出元阴不足一句，反复推明。要知元阴即血也，水也。真火寓于其中，则为太极，则为气血相依，又为水火互根，又为心藏神。凡血虚之症，所现纯是一派枯槁、憔悴、燥疊、干粗之火形，何也？血中寓火，火旺自然阴亏，阴虚自然火旺，以此推求，便得阴虚之主脑也。三阴与三阳，病形各殊。三阳不足之症，所现纯是阴色，为其阳不足而阴有余也。三阴不足之症，所现纯是阳色，为其阴不足而阳有余也。此辨认阴虚、阳虚之切法也。历代以来，著作者数十余家，皆含糊不清，并未将阴阳底蕴，明明指出，一味在后天五行生克上论。铺张满纸，究竟人身立极一元妙义，二气消长机关，全未说透。宗旨不明，源头不澈，故知斯道之精者寡矣。可惜仲景一生心法，无一人道破，定六经之旨归，罕能了了。甚至有著瘟疫，著痢症，自诩专家，欲与仲景并驾。不知立法之祖，定六经，早已判乾坤之界限。明六气，业已括万病之攸归。六气即是六经之体，外感六气，便是六经之客。三百九十七法，法法神奇。一百一十三方，方方绝妙，全是活活泼泼天机，绝无一毫碍法。知其妙者，以四逆汤、白通汤、理中、建中诸方，治一切阳虚症候，决不有差。以黄连鸡子阿胶、导赤散、补血、独参诸方，治一切阴虚症候，定不能误。虽然，阴虚所备诸方，尤贵园通。有当柔润以扶阴者，独参、黄连、当归补血之类是也。有当清凉以扶阴者，导赤、人参白虎之类是也。有当苦寒以扶阴者，大小承气、三黄、石膏之类是也。此皆救阴补阴之要诀也。补阳亦然，有当轻清以扶阳者，大小建中之类是也。有当温养以扶阳者，甘草干姜汤、理中汤之类是也。有当辛温辛热以扶阳者，四逆、白通之类是也。此皆治阳虚之要诀也。他如外感六气，按节令挈提纲，随邪变化，细详六经贯解。须知仲景伤寒之六经，并非专为伤寒说法。而六步之法已经说明，即以太阴一经而论，太阴主湿而恶湿，主湿是本经之气，恶湿即外之客气。湿土旺于长夏，故六月末，土旺而湿令大行。人之本气弱者，感外来之湿邪，每多腹痛吐泻，仲景故立理中汤一法，后贤改用香砂、四君、六君，以调脾土一切诸症，皆是套理中汤一方出来也，又何常不可用哉？千百年来，名贤迭出，立方亦多，而仲景之法，遂晦而不明，不得不宣扬之也。

卷四杂问

问曰：吐血一症，其阳虚乎？其阴虚乎？

答曰：吐血一症，其要有三。有阳虚者，有阴虚者，有因外邪阻滞者，不可不知，亦不可不辨也。夫人身不外气血两字，气为阳，天也，夫也。血为阴，地也，妻也。男正位乎外，女正位乎内，阴阳自然之定理。气血相依而行，气法乎上，血法乎下，流通无滞，均平不偏，何吐血之有乎。至于吐血，乃气机之逆也。阳虚之逆血者，缘由阳气衰弱，不能统血，阴气太旺，势必上僭，渐干清道，以致外越。如今之懦弱丈夫，不能约束其妻也。阴虚之逆血者，由于阳气独旺，阳气过旺，势必上冲，冲之过节，血亦因而外越。如今人之丈夫酷烈，而妻不敢安其室也。外邪阻滞之逆血者，或因风寒之邪，阻其升降之气机，而循行经络之血液，失其常度，或留胸膈，或停胃口，一触即发，血故外越。如沟渠之水，流行自如，忽从中闸定，上流欲下之水，势必逆行上涌，亦气机自然之理也。又曰：吐血三要，已得闻矣，敢问三要之症，如何辨认？如何施治？曰：凡阳虚吐血之人，言语无神，脉息无神，面色无神，气衰力竭，困倦喜卧，不思饮食，咳多清痰。又须审察上中下三部，何处病情独见，便可按法治之也。法宜辛甘化阳之品，调其中土，扶其元阳，如甘草干姜汤、理中、建中之类。阴虚吐血之人，言语有神，面色有神，脉息有神，吐虽多，不觉其病，咳多胶粘之痰，又贵察其上中下三部，何处病形独现，便可识其脏腑之偏，而用药自有据也。法宜苦甘化阴之品，如泻心汤、导赤散、鸡子汤之类。风寒阻滞而吐者，必现发热，头疼，身痛，脉浮或紧，看定提纲，按法治之。法宜升散、清凉为主，如桂枝汤、葛根汤之类。桂、麻、建中、理中、甘草诸方，见阳虚门，泻心、导赤、鸡子诸方，见阴虚门。

葛根汤

葛根四钱　麻黄三钱　甘草二钱　芍药二钱　桂枝二钱　生姜二钱　大枣三枚

古方分两太重，取其直达太阳膀胱之经输，而祛邪早出也。若用以治吐血，务要真果有太阳病，项背几几，无汗恶风，与阳明合病下利方可，不然未可轻试也。今改用分两，从俗之意，亦当察病轻重，再为酌量。

用药意解　按：葛根汤一方，乃肌表两解之方，亦太阳阳明合解之方也。夫风寒之邪，一从肌腠而入，则为桂枝汤症。一从肌表而入，则为麻黄汤症。今以桂枝汤加麻黄、葛根是从肌腠，以达肤表，俾邪直出。太阳与阳明接壤，太阳之邪已在经输，逼近阳明，此刻阳明不病亦病也，去太阳之邪，即所以救阳明也。师取葛根，乃三路进剿之法，葛根为阳明之主药，用之以截阳明之路，而邪不敢入，又能鼓胃气上腾，足以助桂、麻发散祛邪之力，是以攻无不胜，战无不克也。吐血门中，罕用此方，此方原不治此病，设有因风寒闭塞以致吐血，兼见项背几几，自汗恶寒者，此方亦未始不可用也。

问曰：大便下血如注，其有要乎？

答曰：下血之症，论因则多，论要则二，二者何？即阴阳两字也。阴阳即气血，夫血固以下行为顺，是顺行其经络之谓，非妄行之谓也。阳虚之人，下血如注，是下焦之阳不足，而不能统摄也。阴虚之人，下血如注，是下焦之阴不足，阴虚则火旺，火旺遂逼血外溢也。阳虚阴虚，察脉察色，与上辨吐血法同。阳虚之下血，宜培中下之阳，方用四逆汤、理中汤，见阳虚门。阴虚之下血，宜培中下之阴，方用泻心汤、六味、补血汤，见阴虚门。或又曰：粪前血、粪后血，何谓也？曰：粪前血者，循行大肠之血失度也。粪后血者，脾胃之阴失度也。亦不必细分，总在这粪之硬溏，以判肠胃之虚实。又要察其人平日起居，外形之有神无神，而虚实自判也。先血而粪硬者，胃火旺而致也，人参白虎、麻仁丸可用。先血而粪溏者，脾不摄血也，理中、建中可用。粪硬而血后来者，心火旺也，导赤散可用。粪溏而血后来者，心血之虚也，补血汤、参枣汤可医。仲景以先便后血为远血，主以黄土汤；先血后便为近血，主以赤小豆当归散。

黄土汤

地黄八钱　白术一两　附片一两　阿胶八钱　黄芩五钱　甘草八钱　黄土二两

赤小豆当归散

赤小豆三升，即小红豆，非太极豆　当归十两

用药意解　按：黄土汤一方，先后并补之方也。夫先便后血，是脾阳之衰，补脾必先助火，故用附子以壮元阳而补脾阳。又以白术、甘草、黄土专助脾中之气。最妙在地黄、阿胶、黄芩，甘寒苦寒，以滋脾中之阴。水土合德，火土生成，不寒不燥，乃温和之妙方。可使脾阴立复，而无漏血之虞，何忧此病不除哉。

按：赤小豆当归汤一方，乃解毒清热之方也。病人既先血后便，是湿热蕴酿，已在大肠，而不在脾胃。大肠血液为热所伤，失其常度，当大便欲出，气机下行，而肠中之血，不啻若沟渠之水，得一团土草以起之，而流行不已也。此方重在赤小豆，以清肠中之湿热，又佐以当归活血行气之品，自然病可立瘳。仲景又此方于狐惑门，详《金匮要略》。

问曰：小便下血者，何故？

答曰：小便下血，其要有二，有痛不痛之分，痛则为血淋，照上治淋法治之。不痛则为尿血，多由脾中之阳，不能统摄脾中之阴血，流注阑门秘清别浊之处，与水谷之湿气同渗入膀胱，而与尿俱出，故曰尿血。饮食定然减少，人困无神，法宜理中汤加桂元，或甘草干姜汤加五味，以复脾中阴阳，自然尿血不作。若渴喜饮冷，善消食者，则为胃中风火妄动，逼血下行，法宜清胃，如人参白虎汤之类。亦有心移热于小肠，而致血下行者，法宜清心，如导赤散之类。亦有冲任有伏热，逼血而致者，法宜清热，如赤小豆当归散、小柴胡加芩连之类是也。学者即在上下四旁，搜求病情，便可识也。

问曰：反胃之病，起于何因？

答曰：反胃者，胃中之气逆而不下也。有因胃火上冲，阻其下行之机者，法宜下夺，如大小承气汤之类是也。有因胃阳不足，中寒顿起，蔽其下行之机者，法宜温中降逆，如理中加吴萸、半夏之类是也。有冲任气逆，挟肝气而致食上逆者，法宜疏肝降逆，如大半夏汤、小柴胡汤加吴萸、半夏之类是也。有朝食而暮吐者，下元无火，不能薰蒸脾胃也，法宜补火，如吴茱萸汤、吴萸四逆汤之类是也。有食而即吐者，胃气不降，因火上冲也，法宜清胃降逆，如人参白虎，重加半夏之类是也。有为胃槁而作贲门不展者，法宜柔润，如启膈饮之类是也。总而言之，反胃是一个逆字，虽十二经皆能致逆，不出阴阳两法，用药之妙在人变通。

问曰：自汗盗汗，其由何也？

答曰：自汗盗汗者，阴阳两虚之候也。其说有二。诸书称自汗为阳虚，盗汗为阴虚，总未畅言其旨，予特为解之。夫阳虚自汗者，是卫外之阳不足，而不能统卫外之血液也。大象从☰。盗汗为阴虚，是阴不足，而阴中之火浮于外，血亦随之外出，大象从☷。人身立命就是这二物。凡人昼起目张从☰，则真气行于阳分。阴在内而阳在外，阳不足则不能统内之阴，故自汗出。夜卧目瞑从☷，则真气行于阴分。阴在外而阳在内，阴不足则真气上浮，而血液随之，故盗汗作。此二汗之实据也。自汗者，法宜补阳，如建中加附子汤、芪附汤之类是也。盗汗者，法宜补阴，如参枣汤、补血汤之类是也。亦有阳盛而逼阴于外者，如阳明之白虎症是也。亦有阴盛逼阳于外者，如厥阴之四逆回阳是也。汗症虽多，不出此列。

问曰：三消症起于何因？

答曰：消症生于厥阴。风木主气，盖以厥阴下木而上火。风火相煽，故生消渴诸症。消者，化之速，如风前之烛。易于化烬，诸书称渴而多饮者为上消。为心包之火，挟肝风而上刑于肺，肺金受克，不能资其化源，海枯水涸，不能上升。欲乞外水为援，故渴而多饮。古人用人参白虎汤以救之。心包之火，挟肝风而刑于胃，胃中风火相煽，食入犹如转轮，食而易饥，故为中消。以调胃承气汤治之。心包之火，挟肝风而搅动海水，肾气不能收摄，遂饮一溲二而为下消，以大剂麦味地黄汤治之。此皆对症之方，法可遵从。更有先天真火浮游于上，而成上消，浮游于中而成中消，浮游于下而成下消，即以辨阳虚诀治之，法宜导龙归海，如潜阳、封髓二丹，或四逆、白通皆可酌用。查此病缘因风火为本，厥阴风木在下，厥阴心包在上。风借火势，火借风威，澈上澈下，而消症从此生矣。但治其火，火熄而风亦熄。治其风，风散而火亦亡。推其至极，风即是气，气即是火，以一火字统之便了，即以一风字括之亦可。风字宜活看，一年六气即是六风。佛家以风轮主持大世界。人之一呼一吸便是风，离风人即死。人活风，犹鱼之活水，鱼离水顷刻即死，学者须知。

问曰：吐蛔之症，起于何因？

答曰：吐蛔之症，生于湿热，化于厥阴。盖以厥阴者，生生化化之首也。胎卵湿化四生，形体固属不同。推其旨归，俱从一片春风鼓荡，万物赖以化生。仲景列蛔虫于厥阴，虽道一个虫字，隐隐将天地化生万物机关，露其圭角也，要知人即百虫之长。天地包罗万物，人身一小天地，却含天地之至理。故孟子云：万物皆备于我，岂特化生一虫而已哉。故病有千端，漫云易为窥测，苟能识得阴阳两字，而万变万化之机，亦可由此而推也。仲景剖晰三阴三阳，配六经以明乾坤之功用，各部发病不同。此症小儿居多，由于过食生冷，损伤脾胃。脾胃受伤，不能传运水谷之湿气，积湿生热，得肝风鼓舞，而蛔虫、食虫遂生矣。故曰：蛔虫禀风木之气所化也。仲景立乌梅丸一方以主之。

乌梅丸

乌梅三百枚[①] 细辛六两 干姜十两 黄连一斤 川椒四两 当归四两 桂枝六两 附子六两 人参六两[②] 黄柏六两

用药意解 按：乌梅丸一方，乃寒热互用，补肝燥

---

① 枚 原脱，据文义补。
② 两 原作“隔”，据文义改。

湿杀虫之方也。夫手厥阴居上，主心包。足厥阴居下，主肝木。其为病消渴，气上撞心，心中疼热，饥而不欲食，食则吐蛔，下之利不止。此本经手足全体为病提纲。至于虫症，论其一端也。推其生虫之源，由于风木所化。仲景立乌梅丸一方，并非专为虫设，凡属厥阴之为病，皆可服也。然虫多因内有湿热，挟肝木之气而化生。木曰曲直，曲直作酸，酸乃木之味。木性喜酸，木为至阴之脏。一阳在下，其卦象䷸。木气不舒，一阳之气上浮，而与湿热混合，上撞则心疼，侮土则不食，吐蛔尚轻，下利为重。仲景着重乌梅，取大酸之气，以顺木之性。佐以桂、附、辛、姜、川椒，一派辛热之品，导一阳之气下降，又能温中杀虫。复得连、柏，泻心包无形之热，更兼燥湿苦寒药品，惟此二味，能清能燥。继以参、归，滋养脾阴，庶几虫去，而中土立复，厥阴之气畅达，而无滞机矣。

问曰：癫痫起于何因？

答曰：癫痫二症，缘由先天真阳不运，寒痰阻塞也。大癫者，神之乱也；痫者，痰之阻也。二症大同小异。癫者言语重复不止，痫者不言不语若痴。按：人身立命，无非活一口真气，真气一足，万窍流通，一切阴邪，无从发起。真气一衰，寒湿痰邪顿生。阳虚为痰所扰，则神志不清，顽痰流入心宫，则痫呆并起。古人立五痫之名，因其有作羊、犬、猪、牛、马声之情形，以决痫之由来也。以予所论，真气衰为二病之本，痰阻是二病之因，治二症贵宜峻补元阳，元阳鼓动，阴邪痰湿立消，何癫痫之有乎？

问曰：病有关有格，何也？

答曰：关格者，气之有升无降也。前贤云：上不得入为格，下不得出为关，为中枢不运所致。又云：食不得入是有火也，下不得出是有寒也。喻嘉言先生之进退黄连汤，即可用于此病。予谓上不得入，胸有逆也，下不得出，火不降也。人身以气血两字为主，气机运转，百脉流通，关窍开合有节。今病人气机有升无降，全是一个逆字为主。食不得入，未必尽皆是火，下不得出，未必尽皆是寒，务要审察的确。若唇红活，舌黄喜冷，脉息有神，精神不倦，则是阳旺火逆，以致气之有升无降也。但去其火之逆，则气机自然下降，气机降，而下窍自开也。若病人唇口、面色青白无神，则为阴气上干为逆，阴盛则阳衰，即不能化下焦之阴，故下窍闭而不开也。火逆而致者，法宜泻火，以大承气汤主之。阴寒上逆而致者，法宜温中降逆，以吴萸四逆汤主之。

问曰：怔忡起于何因？

答曰：此心阳不足，为阴邪所干也。夫心者，神之主也。心君气足，则百魅潜踪，心君气衰，则群阴并起。今病人心内怔忡，怔忡者，不安之象也。阳虚之人，心阳日亏，易为阴邪所侮，上侮故心不安，觉有忡之者，忡乃自下而上之谓，明明阴邪自下而上为殃，非大补心阳不可。方用桂枝龙骨牡蛎汤，再重加附子。亦有水停心下而作悸者，悸亦心动不安之貌，与怔忡相同。怔忡重在心阳不足，悸则重在水停心下，必有水声为据。水停甚者，心下痛峻，仲景主以十枣汤。悸而不痛，苓桂术甘汤。悸而兼喘咳者，小青龙汤。苓桂汤见阳虚门。

桂枝龙骨牡蛎汤

桂枝一两　白芍六钱　龙骨四钱　牡蛎四钱　甘草二钱　生姜五钱　大枣六枚　附子四钱

十枣汤

芫花二钱　甘遂一钱　大戟一钱　大枣十枚

小青龙汤

麻黄六钱　白芍六钱　细辛六钱　干姜六钱　甘草六钱　桂枝六钱　半夏半升　五味半升

用药意解　按：桂枝龙骨牡蛎汤一方，乃调和阴阳，交通上下之方也。夫此方乃桂枝汤加龙骨、牡蛎耳。桂枝本方，乃调和阴阳之第一方。凡气血不调之人，外感易生，内伤亦易生。仲景立此方内外通治，不专重在发汗一节也。果有外邪伤及太阳营卫，闭其气血外出之机，遏郁而为热为疼，取此方协和阴阳，鼓动运行之机，俾外入者，仍从外出，故一汗而病可立解。若无外邪，而用桂枝汤，必不出汗，何也？气机原未闭塞，血液畅流，何汗之有？此方本意，非专为太阳而设，实为阴阳不调而设。要知阴阳调和之人，六邪不侵，七情不损。阳不调之人，必有阳不调之实据，以辨阳虚法辨之。阴不调之人，必有阴不调之实据，以辨阴虚法辨之。阳不调之人用此方，桂、甘、姜、枣宜重，稍加白芍以敛阴。阴不调之人，芍药、甘、枣宜重，以调阴，少加桂以宣阳。阴阳两不足之人，分两平用，彼此不偏，此立法之苦心，亦变通之道。如大小建中与此方，皆桂枝汤之变局也。识得阴阳至理者，始信予非妄说也。今加龙、牡二物，又加附子以治怔忡，取龙牡有情之物，龙禀阳之灵，牡禀阴之灵，二物合而为一，取阴阳互根之意。加附子者，取其助真火，以壮君火也。君火壮而阴邪立消，怔忡自然不作矣。此方功用最多，治遗精更妙。世人谓龙、牡涩精，失二物之性，并失立方之意也。

按：十枣汤一方，乃决堤行水第一方也。本方原因风寒伤及太阳之气，太阳主寒水，气机闭塞，水道不利，逆行于上，聚于心下，水火相搏，故作疼。非五苓散可治，盖五苓之功，独重在下。此刻非直决其水，为害非轻，故取芫花、大戟、甘遂三味苦寒辛散之品，功专泻水行痰。又虑行之太烈而伤中，欲用甘草以守中，甘草与甘遂相反，用之恐为害，仲景故不用甘草，而择取与甘草相同，而不与甘遂相反者，莫如大枣，大枣味甘，力能补中，用于此方，行水而不伤中，逐水而不损正，立法苦心，真是丝丝入彀之方也。

按：小青龙汤一方，乃发汗行水之方也。因太阳表邪未解，以致水气不行，聚于心下，为咳、为喘、为悸，是皆水气上逆之咎也。今得麻、桂、细辛，发太阳之表，行少阴之水，干姜、半夏、五味，降上逆之水下行，甘草补土，白芍敛阴，最为妥切。此方重在解表，表解而水自不聚。以龙名汤，是取麻黄轻清发汗行水，如龙之得雨水，而飞腾变化莫测也，岂果若龙哉。

问曰：妇女另列一科，何也？

答曰：男子禀乾之体，女子禀坤之质。乾主施化，坤主生成，以其有胎前、产后、经期之殊耳。余病皆同，惟此三者，动关生死，不可不知，不可不亟讲也。先以经期言之，经期者何？经者，常也。期者，信也。女子二七而天癸至，经脉始通，经血一月下行一次。以象月之盈而缺，缺而复盈，循环不已。但人之禀赋不齐，盛衰损伤不一，故有先期而血即下行者，气之有余也。气有余便是火，法宜清热。有后期而血始下行者，气之不足也。气不足便是寒，法宜温中。中也者，生化精血之所也。言调经之大主脑也。他如经水来而色淡者，火化不足也，法宜补火。经水来而黑紫块者，火化太过也，法宜清热。经来过多而心烦者，血骤虚也，法宜养血。经来少而腹痛者，气之滞也，法宜调气。经行愆期，淋漓不断者，气衰脾弱，不能统约也，法宜甘温扶阳。经过后而腹空痛者，气血之骤虚也，法宜调和气血。当期过月而不行者，有妊有不妊也。妊者不必治。不妊者，经之闭也。闭者宜开。因气而闭者，法宜行气。因寒而闭者，法宜散寒。因热而闭者，法宜清热。因血枯而闭者，法宜补血。病原不一，审其因而治之。至于带下崩漏，妇女之大症也，十有八九。带分五色，不出阴阳，照阴阳辨法治之。凡带症之脉，余阅之甚多，往往两寸浮大无力，两关、两尺细微甚者，是阳竭于上，而下元无火也，以温中回阳法治之多效。有两寸大实有力，两关滑而两尺细者，心肺移热于下，脾湿下注也，以除湿清热法治之甚效。

崩症与漏症有别。漏者，病之浅也，亦将崩之兆也。崩则势大而来如决堤，漏则势小而淋漓不止。二症俱当照阳虚、阴虚辨法治之，便得有余不足之机关也。至于逆经而吐血者，照上吐血条法辨之，治法自在其中矣。胎前者何？以其夫妇交媾，精血凝聚，二五合一，具生生化化之道，人之性命有始基矣，故曰胎。俗语云：胎前不宜热，此语举世信之，而不知非确论也。夫坤厚载物，全赖二气维持。一动一静，阴阳互相化育。元阴化生五脏，合胞络，则为六也。元阳化生六腑，合之则为十二官也。故曰：阳六六，阴六六。阳六六，即乾，为天卦。阴六六，即坤，为地卦。乾坤化生五行，五行不出二气之中，二气不出五行之内。故曰：天数五，地数五。婴儿在母腹中，母呼亦呼，母吸亦吸，十月功圆，性与命立，打破一元，坎离立极。未生以前，寒热各别，胎寒不温，胎亦易损，胎热不清，胎亦易坠，以此为准，经旨方畅。前贤有逐月养胎之说，其实，在可从、不可从之间。以予细推，阴阳合一，养于坤宫，此刻十二经经血，无时无刻不在，真不啻北辰居所，而众星共之也。其中有恶阻者，胎初凝结，养于坤宫，土气卒然不舒，故生呕吐等情，法宜温中，而行脾气。有子眩者，胎气上逼也，法宜平气。有子满者，气之壅也，法宜破滞行气。有子喑者，胞胎压少阴连舌本之脉络也，法宜升举胎气。如不应，生娩自能言。有子鸣者，因卒伸手取物，母之呼吸，骤不与婴儿接也，法宜掬身片刻以就之。有腹痛小便点滴不出者，胞胎下压膀胱之府也，法宜升举。有胎尚漏下血者，审是火逼而下行者，法宜清火。审是元阳不足，而不能收束者，法宜补阳。有子肿者，水停而不行也，法宜化气行水。有子嗽者，肺气为胎火所逼也，法宜清胎热。有胎不长者，母之气血不足也，法宜大补气血。有挟食而吞酸者，法宜消食。有因外邪闭塞，而大热身痛者，照外感六经法治之。有吐泻交作而胎不安者，法宜温中。有大渴饮冷、谵语、大热汗出便闭者，法宜攻下。有身冷汗出，人事昏沉，精神困倦，喜极热汤者，法宜回阳。胎前诸症略举数端，学者宜留心讨究。

产后者何？以其婴儿下地，周身百脉开张，努力送出，十二经护胎之血，一齐下注，此刻气血两虚与常不同，用药不可错误。婴儿下地，即有昏晕而人事不省者，血瘀之不下行而反上也，法宜行瘀。有腹硬而痛剧者，血瘀滞而无阳以运化也，法宜温中行滞。有空疼而腹不硬者，气血骤虚也，法宜大补气血。有冷汗出而昏晕甚者，阳欲脱也，法宜回阳。有大热大渴而思冷饮者，血虚阳无所附而外越也，法宜峻补其血。有顶巅痛，头如火焚者，血骤虚阳无所依，而暴浮于上也，法宜大补其血。有气喘息高，寒战汗出，身冷者，阴阳不交，阳欲脱也，法宜回阳。有胎未全而即产者，俗名小产，较正产更甚。正产乃瓜熟自落，得阴阳之正，调养贵乎得宜。小产如生果摘下，损伤太甚，一切诸症治法与正产同，而调养更宜周密。愚夫愚妇视为寻常，不知保养，而致死亡者，不胜慨叹也。亦有胎死腹中而不下者，必有所伤也，法宜下之。病症亦多，何能尽述，举其大纲，不越规矩，学者再为广览。至于方药，《济阴纲目》甚详，亦可参看。

问曰：小儿另列一科，何也？

答曰：小儿初生下地，不能言语，食则母之精血。即有病症，医家全是猜想，并无几个，一见便知。未食五谷者，外感尚多，内伤即少。食五谷者，外感内伤俱有。更有痘、麻，动关生死，所以小儿科之外，又有痘科也。俗云哑科，真是不谬。最可怪者，小儿初生下地，世俗皆用大黄、银花、钩藤、甘草之类，以下胎毒血粪，予深为不然。凡人皆禀二气所生，有自然之理，小儿初生，犹若瓜果初出土之萌芽，以冷水灌之不可，以热汤灌之亦不可。生机原是自然，换肚换肠，亦是自然，何待大黄、银花之药，以催之毒之！只要小儿不偏于寒热两字，即不可妄施药品，以种病根。苟有胎中受热者，小儿必面赤唇红，气粗口热，以苦甘一二味投之便了。有胎中受寒者，小儿必面青，唇口淡白，气微口冷，以辛甘一二味投之便了。至于外感一切，务察时令，小儿虽不能言，而发热之有汗无汗，口热不热，二便之利不利，只此数端，亦可以知其病矣。其至要者，太阳主皮肤，统营卫为第一层，六客中人，必先犯此，学者须知，切勿惑于小儿稚阳之体，原无伤寒之说，不知小儿气轻力薄，正易伤寒也。伤寒二字，四时皆有，盖所谓伤寒者，伤及太阳地界也。太阳本气主寒，六气从太阳而入内，故皆可以名伤寒也。其中有称为惊风者，有称为慢脾风者，是皆不经之论也。予为活人计，不得不直切言之。所谓惊风者，因小儿发热抽掣，角弓反张，项强摇头吐舌，有时卒然掣动，若惊之状。前人不按经旨，见其惊状，即以惊风名之，而不知是外邪客于太阳之经络也。太阳之经络为外邪蔽束，气机不畅，抑郁为热，热甚则风生，而抽掣角弓等情所以有也。此际正当用桂、麻二汤，或麻杏石膏等汤，以解太阳之邪，邪气解而风热即不生，何抽掣等症之有乎？市医遵守惊风一语，更立无数名目，以讹传讹，妄拟一派镇惊去风、逐痰之方，小儿屈死于此者，不知几百亿兆矣。况人身皮肤，第一层属太阳主事，岂有外邪入内，而不伤及者乎。业斯道者，何不于此经三致意也。至于慢脾风者，因小儿素病，调养失宜，饮食不健，自汗、盗汗不觉，呕吐泻利不觉，积之久久，元气日薄，酿成虚极之候。元气虚极，心神无主，不能支持上下四旁，故有战动发热，汗出不止，似惊之状，其实非惊风也。外验人必无神，面青唇白，困倦目瞑。此刻正当大补元阳，元阳气足，则神安而体泰，何动摇之有乎。若以惊风治之，是速其亡也。前人称曰慢脾，因其来之非骤也。论惊多在三阳，乃有余之疴。论慢脾，属三阴，乃不足之候。惊风从外感得来，六气须知，气即风也，风字宜活看。慢脾由内伤所积，吐泻汗出，停滞食少，酿久生端。分阴分阳，察之辨之，不可不密，用方用药，补之泻之宜清。此乃活人之业，性命生死攸关之际，学者毋忽视之。更有痘麻，动关生死，《幼幼集成》、《活幼心法》两书，讲说最详，宜阅。以予拙见，和平、有余、不足三法尽之矣。但痘出于脏，麻出于腑，痘喜温和，麻喜清解。痘本胎毒，藏于命根。初起由太阳真机鼓动，运毒外出，法宜用桂枝汤，调和阴阳，以助太阳外出之气机，使无一毫毒邪之滞于内。次归阳明，血水化为脓浆。未出透时，法宜用升麻葛根汤以解肌，而使毒气发透。已出透时，法宜用理中汤以培中气，中气健旺，易于化血为脓，熟透结疤。欲结疤时，法宜用回阳、封髓等方，使这一点真气，复还于内。此四法者，乃顺其阴阳气机出入之道，为治痘用药，不易之法也。至于和平之痘，二便饮食如常，微烧而精神不倦，疮根红活，顶润充盈，颗颗分明，粒粒精光，乃和平第一等痘，勿药有喜。最可忧者有余、不足两症。有偏余于气而不足于血者，如气至而血不至之白泡，无红根是也。有偏余于血而不足于气者，如血至而气不至之红泡，无脓是也。偏于气而不足于血者，法宜养阴以配阳。偏于血而不足以气者，法宜补阳以配阴。盖有余者，气之盈，如暴出，一齐涌出，紫红顶干，焦枯便闭，烦躁饮冷，谵语之类，法宜清火养阴，甚极者宜下。不足者气之缩，如慢出，下陷平塌，色嫩，二便自利，饮热目瞑，困倦已极之类，法宜补火。火即气，补火二字，人多忽略，一味在后天肺气上用药，而不知在人身立命之火种上用药。故近来痘科，一见下陷不足之症，用药总在这参、芪、鹿茸、归、芍，以为夫补气血,究竟致死者多,深为可慨也。由其未得仲景之心法耳。观于仲景之用四逆汤,姜、附、草三味,起死回生,易如反掌,非专补立极之火种,何能如斯之速乎。世医不求至理,以为四逆汤乃伤寒之方,非痘科之方,不知此方正平塌下陷痘症之方,实补火种之第一方也。今人亦有知得此方者,信之不真,认之不定,即用四逆汤,而又加以参、归、熟地,羁绊附子回阳之力,亦不见效。病家等毙,医生束手,自以为用药无差,不知用药之未当甚矣。麻疹一条较痘症稍异。麻疹往往兼时气传染而成,为病发热咳嗽,目如醉人,鼻流清涕,乃将出之候也。太过色紫红,不及则色淡。始终治法,只宜升解清凉发透为主,所有一切变症,总以阴阳虚实四字括之。《幼幼集成》说最妥,兹不赘。

附不解说

俗传出痘一事，予甚不解，沿古及今，俱称痘为人毒，人人俱要出痘，方可无忧。未出痘者，务要借出痘之苗，以引之外出。取其知是出痘，按痘法治之有准，以免用药错误。此说一开，而婴儿之夭亡者，不啻恒河沙数矣。予深谓不然，人既俱要出痘，何以有不放而终身不出者？有放而亦不出者，又何得遽谓人人俱要出痘？即要出痘，亦当听其自然，何必定要用痘以引之哉？窃念人禀二气以立命，风寒饮食，一切俱要谨慎，惟恐疏虞，以致外邪深入，有戕生命，独于此痘，何不避之，而偏要使之从鼻窍以入内？明明叫出痘，何常是痘一定要出哉。人之一身，如一穴空地，种麻即麻，种豆即豆，此理之常。但种疮痘一法，仲景尚且不具，而独于六气立法。盖六气即是六经，主一年之事，循环不已。人身二气不调，六邪始能入内为病，故法可立而病可究，方可定也。今之痘、麻，又列一科，以其知得痘麻之始终。如人之种瓜果，而知其结实时也。法虽可从，而陋习不可不急正也。嗟呼，邪染成风，牢不可破，犹人之愚而甘于愚也。予目见邻里小儿康健嬉嬉，以痘疮之毒苗种之，十数日而即死者，不胜屈指矣。想来不种痘苗，未必即死，虽曰天命，又岂非人事哉。

问曰：外科工专金疮诸症，其故何也？

答曰：凡一切疮症，皆起于二气不调，气血偏盛，壅滞流行不畅之过。病原从内出外，以其有金疮折骨，化腐生肌一事，稍不同耳。然疮形已具，即当分辨阴阳，不可忽略。阳症疮色红肿痛甚，高凸发热，口渴心烦，小便短赤，大便闭结，喜冷，用药重在活血行气、养阴清火为主。阴症疮色不红活，皮色如常，慢起不痛，或微痛，二便自利，精神短少，用药大补元阳为主。大凡疮症，《内经》云皆属于火，人身立命就是这一个火字。火即气，气有余便是火，气不足便是寒。气有余之疮即是阳症，必由阻滞而成，用药故要清火养阴，活血行气。方用桂枝汤，倍白芍，加麦芽、香附、栀子主之。气不足之疮即阴症，必由阳不化阴而成，法当大补元阳。方用桂枝汤，倍桂，加麦芽、附子、香附主之。此乃调和气血之妙法。原不在芩、连、银花、山甲、大黄之类，专以清火。要知气血壅滞，方得成疮，调气即是行气，调血即是行血。桂枝重在调阳，白芍重在调阴。气有余则阴易亏，故倍芍药、栀子。气不足则阴更盛，而阳愈弱，故倍桂而加附子。学者切勿以此方为伤寒之方，非疮科之方。仲景以此方冠一百一十三方之首，而曰调和阴阳，试问人身阴阳调和，尚可得生病也否？尚可得生疮也否？苦刀伤折骨，跌打闪挫，另有治法，又有手法，不与内科同治，故曰外科。

问曰：目病皆原内起，何以另列一科也？

答曰：医门一十三科，皆内科之恒事，不独眼科为然也。目病一切皆从五脏六腑发出，岂有能治内症，而不能治眼症者。然目之为病，亦千变万化，有工于此者，取其专于此而辨症清，用药有据。无奈今之眼科，主有眼科之名，无眼科之实者多矣。目症有云七十二症，有云三百六十种，名目愈多，旨归即晦。今为之总其大纲，括以阴阳两字为主，余不足录。阳症两目红肿，羞明眵翳障雾，赤脉贯睛，目泪痛甚，小便短，大便结，喜冷饮者是也。阴症两目微红，而不羞明，即红丝缕缕，翳雾障生，而不觉痛甚，二便如常，喜饮热汤者是也。务看先从何部发起，即在此处求之便了。部位亦不可不知，上眼皮属胃，下眼皮属脾，白睛属肺，黑睛属肝，瞳子属肾，两眦属心。再审系外感、时气传染者，照外感发散，升解清凉法治之，亦必有发热、头痛身痛可凭。审是内伤，以致清气不升，浊阴不降而作者，看何部之病情独现，即在此求之。或宜甘温，或宜辛温，或宜收纳，或宜降逆，如法施之，便可尽目之事矣。

切脉约言

切脉一事，前贤无非借寸口动脉，以决人身气血之盛衰耳。盛者气之盈，脉动有力，如洪、大、长、实、浮、紧、数之类，皆为太过，为有余，为火旺。火旺则阴必亏，用药即当平其有余之气，以协于和平。衰者气之缩，如迟、微、沉、细、濡、弱、短、小之类，皆为不及，为不足，为火虚。火虚则水必盛，用药即当助其不足之气，以协于和平。只此两法，为切脉用药，至简，至便，至当，不易之总口诀也。后人未解得人活一口气之至理，未明得千万病形，都是这一个气字之盛衰为之，一味在后天五行生克上讲究，二十八脉上揣摹，究竟源头，这一点气机盈缩的宗旨，渐为诸脉所掩矣。

三指说

前人于寸口之动脉，以三指按之，分出上、中、下，是将一气分为三气。三气即天、地、水。分而为三，合而为一。又以三部而分出浮、中、沉。合三三如九之数，亦有至理，法亦可从，不得为错。其意欲借此以穷人身，在上、在中、在下之脏腑经络，以决人之疾病，可按法而治之，实属大费苦心。但理愈多而旨愈晦，且纷纷聚讼。有云左心、小肠、肝、胆、肾，右肺、大肠、脾、胃、命。有云左心、膻中、肝、胆、肾，右肺、胸中、脾、胃、命。有云小肠当候于左尺，大肠当候于右尺。有云左尺候肾之元阴，右尺候肾之元阳。互相矛盾，教后人果何遵从，予更不能无疑也。疑者何？疑分配之未当也。后天以子午立极，左寸候心火，左关候肝木，左尺候肾水。是子午对针不为错。肝布于左，居左关合法。肺布于右，何不居右关而居右寸？是子午对针，而卯酉不对针也。又可疑者，左尺候肾之元阴，右尺候肾之元阳，查人身二气合一，充塞上下四旁，阴阳打成一片，何尝定要分左右之阴阳乎。即分左为阳，元阳应在左尺候之。右为阴，元阴应在右尺候之。何左右候之不相符也？总而言之，阴阳气机，出入之道不明也，千古混淆，不得不急正之。

拙见解

夫人身立命，本乾元一气，落于坤宫，二气合一，化生六子，分布上中下。虽有定位，确是死机，全凭这一团真气，运行周流不已。天开于子，人身这一团真气，即从子时发动，自下而中而上，上极复返于下，由上而中而下，循环出入，人之性命赖焉。切脉一事，无非定这一点气盛衰耳。查后贤分配脏腑脉图，与一元真气出入之机不符。予意当以仲景六经次序排之，方与一元真气出入之机相符。然仲景虽未论脉，而六经流行之气机即脉也。今人不识一元之义，以两手寸口动脉，将阴阳分作两道看，不知左右，固有阴阳之分，其实二气，浑为一气，何尝分为二道也。不过真气运行，先从左而后及于右，从右而后及于左。左手属三阳，三阳用事，阳在外而阴在内，当以立极之䷝卦形之。右手属三阴，三阴用事，以阴在上而阳在下，当以立极䷜卦喻之。脉体左手当以浮分取三阳，沉分取三阴。右手当以浮分取三阴，沉分取三阳。庶与气机出阴入阳，出阳入阴之理相合，亦不致将一元分作二道看也。是否有当，乞高明斧正之。附气机循环图于后。

气机循环图

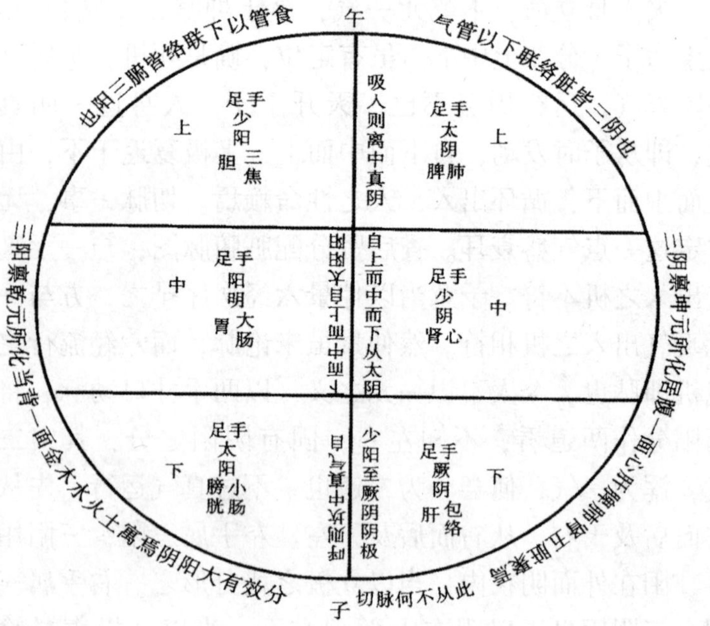

再解古脉说

古来圣圣相传，原不专在切脉一事。其要在望而知之，闻而知之，称为圣神，为上一等说法也。问而知之，切而知之，称为工巧，为下一等说法也。然考分配脉图，却不与六经气机相合，若与六经气机相合，则医家治伤寒方有实据。予甚不解何以不如斯也，再三追索，以为心肺居膈膜上，法天，故配之于寸，以为上者上也，胸喉中事也。脾胃居膈膜下至脐，法地，故配之于中。中也者，上下之枢机也。肝肾居脐下，法水，故配之于下，以为下者下也，少腹、腰股、膝胫、足中事也。此是就后天生成之定位言之，理实的确可从，即以仲景六经排之，差错不远。予按后天生成定位，乃是死机，全凭这二五合一，这一团真气，呼吸运用方是真机。五行充塞二气之中，二气即在五行之内，二气盛，则五行之气即盛。二气衰，则五行之气即衰。二气亡，则五行之气即亡。溯治病之要，望色以有神无神，定气之盛衰。闻声以微厉，判气之盈缩。问病以饮热饮冷，知气之偏盛。切脉以有力无力，知气之虚实。以此推求，万病都是一个气字，以盛衰两字判之便了。即以一气分为三气，以定上中下之盛衰，亦可诸脉纷纷摹揣。试问天下医生，几人将二十八脉明晰。以予拙见，有力无力尽之矣，不必多求。论分配脏腑，《内经》不差，论气机出入，一定法则，仲景六经为最。从《内经》也可，从仲景也可，予不敢以己见臆说为即是，姑存之，以与来者共商。

五　行　说

天地化生五行，故有青、黄、赤、白、黑之说焉。

肝青象木，主东方春令。肺白象金，主西方秋令。心赤象火，主南方夏令。肾黑象水，主北方冬令。脾黄象土，主中央湿令。五行各司一气，各主一经，各有生克制化。《内经》云：肝布于左，肺布于右，心布于表，肾布于里，脾为四方之使。历代注家俱在方位上论，而不在一气上论，五行之实义渐不明矣，予特直解之。

夫人身与天地无异。天地以五行之气塞满乾坤，人身以五脏之气塞满周身，何也？骨本属肾，而周身无处非骨。筋本属肝，而周身无处非筋。血本属心，而周身无处非血。肌肉本属脾，而周身无处非肌肉。皮毛本属肺，而周身无处非皮毛。以此推之，五行原是一块，并非专以左肝、右肺、心表、肾里、脾中为主。盖以左肝、右肺、心表、肾里、脾中者，是就五行立极之处言之也。若执五方以求五行，而五行之义便失，以五行作一块论五行，而五行之义即彰。五行不出二气之中，二气即在五行之内。二气乃人身立极主宰，即生五行，又以五行为归。然五行之要在中土，火无土不潜藏，木无土不植立，金无土不化生，水无土不停蓄，故曰：土为万物之母。后天之四象咸赖焉，不独后天之四象赖之，而先天立极之二气实赖之也。故经云：无先天而后天不立，无后天而先天亦不生。后天专重脾胃，人日饮食，水谷入脾胃，化生精血，长养神气，以助先天之二气。二气旺，脾胃运行之机即旺。二气衰，脾胃运行之机即衰。然脾胃旺，二气始能旺，脾胃衰，二气亦立衰。先后互赖，有分之无可分，合之不胜合者也。至于用药机关，即在这后天脾土上。仲景故立建中、理中二法。因外邪闭其营卫，伤及中气者，建中汤为最。因内寒湿气伤及中气者，理之汤如神。内外两法，真千古治病金针，医家准则。惜人之不解耳。况一切甘温苦寒之品，下喉一刻即入中宫，甘温从阳者，赖之以行。苦寒从阴者，赖之以运，故曰：中也者，上下之枢机也。后贤李东垣立补中汤，以治劳役伤脾，是套建中汤之法也，亦可遵从。俗语云：百病从口入，是伤中之意也。予谓凡治一切阴虚、阳虚，务在中宫上用力。以上三法皆可变通，但阴虚阳虚，辨认不可不澈，上卷辨认法，切切熟记。

问曰：《内经》言冬伤于寒，春必病温，可另有说乎？

答曰：冬即伤于寒，岂有延至春月始发之理？然亦有说焉。以为天地闭塞，阳气潜藏，人身之气机亦潜藏。感之轻者，随气机而潜藏，不即为病，至春日春风和畅，气机发泄向外，这点寒邪种子亦向外，故病作。如春日布种而夏日收割，夏日布种而秋日收割。病温之说，其意如斯也。推之春伤于风，夏生飧泄。夏伤于暑，秋必痎疟。秋伤于湿，冬必咳嗽。理无二义也。予亦有说焉。夫冬月寒令，天地之气寒，人身之气亦寒，潜藏是天地自然之机。人身同然，此正气也。客寒乃外之贼邪，邪正原不两立，无论一丝一毫客邪，着于人身，未有不即病者。感之即轻，不能闭塞气机，遇经气旺时，邪亦可默化。感之若重，邪气即能蔽束气机，未有不即病者。况冬月伤寒而死者亦多。以此推之，此说殊不尽然。予再三追索，疑是内伤于生冷之寒湿，不能闭其卫外之气，故不即病。伏于其中，感天地闭塞，潜藏之气机裹束，不能发泄，延至春月，寒气化为热邪，随气机发泄而外出。春月温和，故名之曰温病。如此推求，方得冬伤于寒，春必病温实据。诸书纷纷言温，而曰风温、寒温、温热、湿温、温燥。更立大头、杨梅、捻颈、软脚诸瘟，难以尽举各家之说。以春为风温，夏为温热，长夏为湿温，俱在六气节候上论之。予意春月温和节令，而加以温之名方妥。外此候而名温，即属不当。所谓寒温者，指发病之来脉说也。所谓风温者，指发病之时令言之也。所谓温热者，指寒变为热言之也。所谓湿温者，指挟内湿言之也。所谓温燥者，指邪入阳明燥地，伏而不出言之也。如此言温，而温之名始不错，舍此而在六气节候上言温，而温之名即诬。六气各有发病，试问又当何名？再按温病初起，先憎寒而后发热，以后但热而不恶寒。明明是春月温和，节中不正之气，则为温邪。温字即热字看，先犯太阳。太阳为寒水之区，热不胜寒，故直趋阳明，伏于膈间，阳明主燥，燥亦热也。此刻温燥混为一家，故但热不憎寒，乃为阳明的确不易之症。仲景立麻杏石膏甘草汤，早已为此等症候具法也。

按：麻黄开腠理，杏仁利气机。石膏清阳明之肌热，甘草和中，俾邪之从太阳而入者，仍从太阳而出。真丝丝入彀之方也。后人立升降散一法，解表清里，而曰此为风温设也，不知此刻气机，气即是温，温即是气，气即是风也，何必多方立名。后人不得其旨归，即以此方为风温设也，而不知与麻杏石甘汤同一法也。他如白虎汤、人参白虎汤、苍术白虎汤，因其所兼而用之也。温病总是一个热病，是二阳之正病也，他书纷纷讲解，愈出愈奇，不可为法，学者须知。

认病捷要总诀

辨发热

发热而身疼者，外感也。自汗桂枝汤，无汗麻黄汤。发热而身不疼，饱闷吞酸者，内伤于食也。平胃散加消食行气之药。发热身疼，不恶寒，舌黄而饮冷者，热伤于里也。白虎汤加桂枝、干葛。发热身疼，恶寒，口渴者，邪入少阴也。麻黄附子细辛汤。素禀不足，无故身大热，舌青，欲饮极热者，元阳外越也，亦有口不渴者皆可。吴萸四逆汤。小儿发热气粗口热者，表里俱病，内有热也。人参败毒散加芩、连、栀子。发热，出气微温，而口不热，小便清长，大便不实，素有疾者，元气不固也。理中汤、六君子之类。

疟疾

寒热往来而有定候者，真疟也。一日一发而在上半日者，邪在三阳为病也。宜小柴胡加桂、葛。一日一发而在下半日者，邪在三阴为病也。宜理中汤加柴、桂。二日一发者，病深一层也。按寒热轻重治之。单热无寒，渴饮冷不休者，病在阳明也。宜白虎汤。单寒无热，欲饮热者，病在太阴也。宜用理中汤。饱闷不舒，而发寒热者，食疟也。平胃散加楂、曲、柴胡。先吐清水而后发寒热，欲饮极热汤者，脾阳外越，似疟而实非疟也。宜吴萸四逆汤。

鼓胀

单腹胀而四肢不胀，舌青，欲饮热者，阴邪伏于中，而闭塞清道也。宜理中汤，或吴萸四逆汤。单四肢胀而腹不胀者，脾阳不固，发散于四末也。宜理中加西砂。有周身鼓胀，不渴不欲食者，元气涣散也。宜收纳，切忌消肿，如理中、回阳之类。有胀而皮色如血者，阴乘于上而作也。宜补阳以消阴，如阳旦汤、潜阳丹。有胀而皮色如水晶，内无他病者，水气散于皮肤也。宜五皮饮。胀病亦多，握定阴阳辨诀治之，决然不错。

积聚

腹中有块，无拘左右。痛而始有形，不痛而即无形者，瘕症也。宜活血行气，如当归补血汤加桂、麦芽。不痛而亦有形，按之不移者，癥病也。宜三物厚朴、七气汤。有嗳腐大便极臭，而腹中有块者，宿食积聚也。平胃散加大黄、莪术。有痰涎不止，腹中累累觉痛，作水声音，痰湿积聚也。宜桂苓术甘汤、理中汤加砂、半。有小腹硬满，小便不利者，血积聚于下焦也。宜五苓加桃仁、红花。总之，喜揉按者，阴之积聚，由于阳不化阴也。宜温解。手不可近者，阳之积聚，由于气不活，而血壅甚也。宜攻破。治积聚亦不出阴阳两法。

痰　饮

痰饮者，水湿之别名也。脾无湿不生痰，水道清则饮不作。痰清而不胶者，胃阳不足以行水也。宜温中、理中汤。痰黄而胶，喜生冷者，火旺而津枯也。宜鸡子黄连汤。痰白、痰青、痰咸皆由于阳不足。宜温，宜补。痰臭、痰吐如丝不断、痰结如砂石者，皆由于阴亏火旺。宜五味子汤、养血汤。《金匮》列五饮之名，亦当熟看。

咳　嗽

咳而兼发热身疼者，外感也。小青龙、麻黄汤之类。咳而不发热，身痛，饱闷嗳腐臭者，饮食为病也。亦间有发热者。宜平胃散加麦、曲。咳而身大热，喜极热汤，唇舌青白者，元阳外越，阴气上干清道也。宜吴萸四逆汤。咳而身如瓮中，欲饮热者，肺为寒痰闭塞也。宜苓术桂甘汤加细辛、干姜、五味子。咳而口干喜冷饮，二便不利者，肺为火逼也。宜泻白散中加苏叶、栀子。干咳无痰者，肺燥血虚也。宜补血汤合黑姜甘草汤加五味子。咳而痰水如泉涌者，脾阳不运也。宜理中加砂、半、吴萸、茯苓。咳症虽多，总以阴阳两法辨之即可。

喘

喘而发热身疼者，寒邪闭塞肺窍也。宜麻黄汤倍麻。喘而不发热身疼，舌青，二便自利者，元气上腾也。宜潜阳丹。喘而身大热，面赤如朱，口不渴，唇舌青白者，元阳外越也。宜吴萸四逆汤。

呕吐

呕吐水谷，尚欲饮冷者，热隔于中也。宜黄连生姜汤。呕吐而欲饮极热者，寒隔于中也。宜理中加吴萸。呕吐而身热头痛者，挟外感也。宜桂枝汤，倍生姜，加吴萸。呕吐，身大热而无外感，尚欲饮热者，脾阳外越也。宜附子理中加吴萸。凡吐症发热者多，因吐，气机向外，故身亦发热。以身不痛为据。

霍乱

腹痛，吐泻交加，而欲饮水者，热隔于中，阻其阴阳交通之机也。宜五苓加炒栀。吐泻交加，而欲饮热者，寒隔于中，阻其阴阳交通之机也。宜理中汤。

呃　逆

呃逆来，饮水即止者，胃火上冲也。宜大承气汤主之。呃逆来，而欲极热饮者，阴气上干清道也。宜吴萸四逆汤。

痢　症

痢症不拘赤白，舌黄，脉有神者，燥热为病也。宜大黄木香汤。痢症红白，脉无神而口不渴者，下焦阳衰，不能化下焦之精血也。宜附子理中加小茴、安桂。痢症红白，身大热而渴饮极热，或不渴而舌青滑者，元阳外越，而内无阳以化肠胃中之精血也。宜吴萸四逆汤。若大热舌黄，饮冷不休，日数十次者，胃热极也。宜白虎汤加柴、葛。痢疾初起，发热身疼脉浮者，外感也。宜人参败毒散。

头　痛

头痛如裂，身无他苦，舌青不渴，或身大热，或脉劲者，此皆元阳外越，暴脱之候，切忌发散，法宜收纳，宜四逆汤或潜阳丹。头痛身热，项背强痛者，风寒袭于太阳也。宜桂枝汤。六经各有头痛，须按法治之，此不过明其危险者。

耳目口鼻唇齿喉

各部肿痛，或发热，或不发热，脉息有神，舌黄饮冷，二便短赤，精神饮食一切不衰者，气有余之症也。

宜清凉、升解、攻下，如小柴胡汤、甘桔白虎汤、凉膈、导赤之类。各部肿痛，或发热，或不发热，脉息无神，脉浮大而空，或坚劲如石，唇口舌青白，津液满口，喜极热汤，二便自利，间有小便赤者，此皆为气不足之症。虽现肿痛火形，皆为阴盛逼阳之的候。市医往往称为阴虚火旺，而用滋阴降火之药者极多。试问有阴虚火旺，而反见津液满口，唇舌青滑，脉息无神，二便自利者乎？吾愿天下医生，切切不可见头治头，见肿治肿。凡遇一症，务将阴阳、虚实辨清，用药方不错误。

心　痛

心中气痛，面青肢冷，舌滑不渴者，寒邪直犯于心君，由群火衰极也。宜四逆汤。心中气痛，面赤舌黄，欲饮冷者，热邪犯于心包也。宜栀子大黄汤。

胸腹胁背腰肘胯膝痛肿

各部肿与痛，而不喜手按者，或发热，或不发热，恶寒喜冷，舌黄便赤，脉息有神，乃为气血壅滞，皆有余之候。宜活血、行气、清凉之品。各部或肿或痛，而喜手按者，或发热，或不发热，舌青，喜热饮，二便清长，脉息无神，人困极者，乃阳衰不能运行，皆为不足之候。宜温中行气之品。

二便病

二便不利，腹胀烦躁，舌黄饮冷，脉息有神者，乃阳邪闭结也。宜清凉、分利、攻下之品。二便不利，腹不满，人安静，口不渴，喜卧，脉息无神，舌青滑者，阴邪闭于下，由阳不足，不能化阴也。宜温补回阳之品。

辨认脉法

气有余：所现脉浮、洪、长、大、实、数、紧之类。倘病现阴色，不合脉，舍脉从病。

气不足：所现脉沉、迟、细、微、虚、短、涩之类。倘病现阳色，不合脉，舍脉从病。

辨认诸症法

气有余：所现脉息、声音、面色、饮食、起居，一切有神。

气不足：所现脉息、声音、面色、饮食、起居，一切无神。

辨认疮法

气有余：所现红仲高凸，痛甚，烦躁，人有神者，痈也。

气不足：所现皮色如常，慢肿不痛，人无神者，疽也。

辨认痘法

气有余：所现痘色紫红，或挟斑疹，顶焦唇红，便闭之类。

气不足：所现痘疮灰陷，平塌寒战，唇口青白，便利之类。

辨认目疾法

气有余：所现红肿痛胀，眵翳障雾，赤脉泪多，烦躁之类。

气不足，所现痛胀不甚，翳雾障膜虽多，不觉大苦之类。

辨色法

气有余：所现色紫红，口唇如朱，烦躁不宁。色不合病，舍色从病。

气不足：所现色滞暗青白，无神，唇口黑青。病不合色，卒闭须知。

辨舌法

气有余：所现舌黄，干白，紫红，黑黄，纯干，黑，烦躁饮冷。

气不足：所现舌青滑，润黄，黑润，干黑色，或青中带黄，或黄中带白，黑而润，津液满口，其人安静，而喜热饮之类。

辨　口　气

气有余：所现气粗，气出蒸手，出言厉壮之类。

气不足：所现气微，气短，气冷，出言微细之类。

辨口流涎水

气有余：所现流涎不止，口热思水饮者，胃火也。

气不足：所现流涎不止，口冷思热汤者，胃寒也。

辨　二　便

气有余：所现尿短赤黄红，粪硬羊屎，极臭、极黄之类。

气不足：所现尿清长，间有黄者，粪溏，色白、色青之类。

辨皮毛肌肤

气有余：所现皮干枯，皮粗，毛干枯，肌肤燥痒之类。

气不足：所现皮肉光润，毛泽，肌肤虽瘦，无燥痒之类。

辨　饮　食

气有余：所现食多易消，善饥，喜饮汤水。

气不足：所现食少难消，反饱，喜硬食物。

辨起居性情

气有余：所现身轻，喜动游，怒骂喜笑，狂叫之类。

气不足：所现身重嗜卧，不言不语，愁闷忧思之类。

钦安用药金针

予考究多年，用药有一点真机，与众不同。无论一切上中下部诸病，不问男妇老幼，但见舌青，满口津液，脉息无神，其人安静，唇口淡白，口不渴，即渴而喜热饮，二便自利者，即外现大热，身疼头痛，目肿，口疮，一切诸症，一概不究，用药专在这先天立极真种子上治之，百发百中。若见舌苔干黄，津液枯槁，口渴饮冷，脉息有神，其人烦躁，即身冷如水，一概不究，专在这先天立极之元阴上求之，百发百中。后列二图，学者细心参究。

寒邪外入图

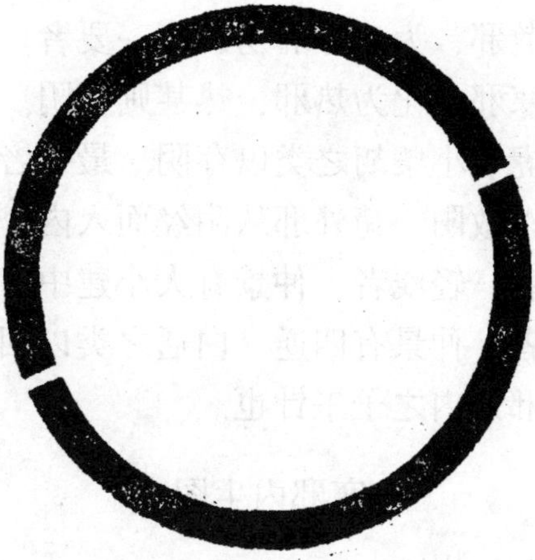

寒邪外入图说

今以一圈白色喻人身一团正气，黑色喻外入之寒邪。邪犯皮肤第一层，乃太阳所主，病现头项腰背疼痛，发热恶寒。邪既入于皮肤，如盗贼之入墙垣也，看其何处空虚，有隙便得而乘之，故不必拘定一日二日之说。或入于手足之阳明，或入于手足之少阳，或入于手足之太阴，或入于手足之少阴，或入于手足之厥阴。仲景以太阳一经，包括三百九十七法，一百一十三方。论传经是六步流行之定理，论园通是六步之化机。仲景恐人不知贼之去向，故标出六经提纲病情，与夫误汗，误吐，误下，当汗不汗，当下不下，当吐不吐，用药失宜，变逆匡救之道，俱在一百一十三方之中。学者务宜留心，不必执定。伤寒邪入如是，须知六客亦如是也。更要明得外邪入内，闭束皮毛气机，遏郁而为身热疼痛。故发汗散邪，为治外邪初入第一要者。苟外邪从阳经而入内，寒邪亦化为热邪，热甚则伤阴。轻浅者，仲景有人参白虎、小柴胡之类以存阴。最重者，仲景有大小承气之类以救阴。苟外邪从阴经而入内，阴寒混为一家。阴盛阳衰，轻浅者，仲景有大小建中、理中之类以扶阳。最重者，仲景有四逆、白通之类以回阳。余谓此即仲景治外邪入内之子午针也。

寒邪内生图

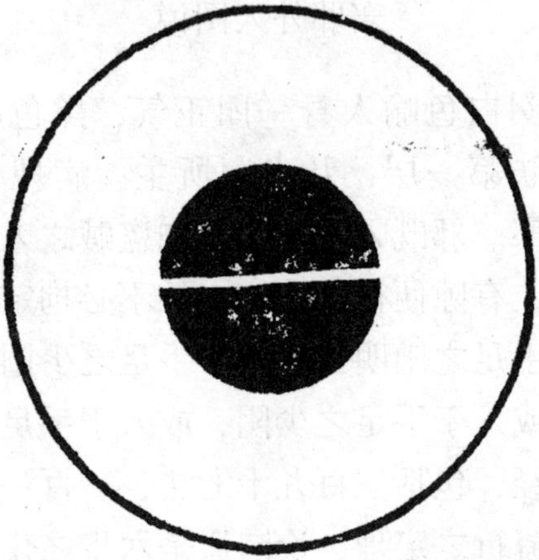

寒邪内生图说

今以一圈白色喻人身一团正气，正气旺者，外寒不入，内寒不生。夫内寒之生，由于内之正气不足，正气不足一分，身内之阴寒便生一分，故经云：气不足便是寒。究不足之源，因房劳过度者，则损肾阳。因饮食不节者，则损脾阳。因用心过度者，则损心阳。阳者，气也，阳气损于何处，阴寒便生于何处，积阴日久，元阳便为阴所灭也。在上者，仲景用桂枝以扶心阳。在中者，仲景用建中、理中以扶脾阳。在下者，仲景用四逆、白通以救肾阳。阳虚日久，不能化生真阴，阴液日亏，积之久久，血枯而虚阳又炽，反为客邪，此真可谓阴虚也。法宜甘寒养阴，切切不可妄用苦寒。故仲景有炙甘草汤、桂枝龙骨牡蛎汤、甘草黑姜汤之法，从阳以引阴、滋阴、化阴，余谓此即仲景治内伤之子午针也。

诸书称痨字从火，皆是从损阳一语出也。惜乎解理未畅，后学无从下手，遂使由痨症而毙者多矣。学者务要明得，损阳而阴象症形足征者，照上卷阳虚门法治之。损阳不能化阴，阴液枯竭，肌肤枯槁，神气短少，吐痰胶粘，有火形可验者，照仲景炙甘草、龙骨、黑姜汤之法治之。阴虚门方亦可择取。又要识得外邪从阳经入内，以致热伤金者，亦可谓阴虚。若此而论者，是谓之真阴虚。从外而致者，苦寒清凉升解，俱可治之。若此论者，只宜甘温微寒，从阳养阴以调之。内外之法，至此详矣。余于上卷将阳虚、阴虚症形实据列出，乃辨症、认症之子午针也。辛甘化阳，苦甘化阴，乃用药之子午针也。气有余便是火，气不足便是寒，乃犹是一元中之子午针也。学者务宜潜心默会，期于明白了然。幸甚！幸甚！

附：禳久病不愈一切怪疾奇疮善法小神作祟亦可

凡人家中最难免者疾病。感之轻浅，医药可愈。设或感之太重，三年两载，医药无功。此等疾病，非前世罪孽冤缠，即今生不知检束，积罪盛多所致也。为人父，为人子，为人弟，为人兄，为人夫，为人妇，专身修德，多行善功。或终身戒食牛犬，或全家斋敬九皇，或买鱼物而放生，或施棺木而修路，方便时行，阴功广积。斋诚涤虑，虔具悔罪，祈恩解厄，消灾疏文，先申中宫，次申城隍，次申东岳，当空焚之，或可转危为安①。帝君常以此法教人，应验屡著。亦可以补医药之不逮也。

① 安 原脱，据文义补。

《中医经典文库》书目

一、基础篇

《内经知要》
《难经本义》
《伤寒贯珠集》
《伤寒来苏集》
《伤寒明理论》
《类证活人书》
《经方实验录》
《金匮要略心典》
《金匮方论衍义》
《温热经纬》
《温疫论》
《时病论》
《疫疹一得》
《伤寒温疫条辨》
《广温疫论》
《六因条辨》
《随息居重订霍乱论》
《濒湖脉学》
《诊家正眼》
《脉经》
《四诊抉微》
《察舌辨症新法》
《三指禅》
《脉贯》
《苍生司命》
《金匮要略广注》
《古今名医汇粹》
《医法圆通》

二、方药篇

《珍珠囊》
《珍珠囊补遗药性赋》
《本草备要》
《神农本草经》
《雷公炮炙论》
《本草纲目拾遗》
《汤液本草》
《本草经集注》
《药性赋白话解》
《药性歌括四百味》
《医方集解》
《汤头歌诀》
《济生方》
《医方考》
《世医得效方》
《串雅全书》
《肘后备急方》
《太平惠民和剂局方》
《普济本事方》
《古今名医方论》
《绛雪园古方选注》
《太医院秘藏丸散膏丹方剂》
《明清验方三百种》
《本草崇原》
《经方例释》
《经验良方全集》
《本经逢原》
《得配本草》
《鲁府禁方》
《雷公炮制药性解》
《本草新编》
《成方便读》
《药鉴》
《本草求真》
《医方选要》

三、临床篇

《脾胃论》
《血证论》
《素问玄机原病式》
《黄帝素问宣明论方》
《兰室秘藏》
《金匮翼》
《内外伤辨惑论》
《傅青主男科》
《症因脉治》
《理虚元鉴》
《医醇賸义》
《中风斠诠》
《阴证略例》
《素问病机气宜保命集》
《金匮钩玄》
《张聿青医案》
《洞天奥旨》
《外科精要》
《外科正宗》
《外科证治全生集》
《外治寿世方》
《外科选要》
《疡科心得集》
《伤科补要》
《刘涓子鬼遗方》
《外科理例》

《绛雪丹书》
《理瀹骈文》
《正体类要》
《仙授理伤续断方》
《妇人大全良方》
《济阴纲目》
《女科要旨》
《妇科玉尺》
《傅青主女科》
《陈素庵妇科补解》
《女科百问》
《女科经纶》
《小儿药证直诀》
《幼科发挥》
《幼科释谜》
《幼幼集成》
《颅囟经》
《活幼心书》
《审视瑶函》
《银海精微》
《秘传眼科龙木论》
《重楼玉钥》
《针灸大成》
《子午流注针经》
《针灸聚英》
《针灸甲乙经》
《证治针经》
《勉学堂针灸集成》
《厘正按摩要术》
《饮膳正要》
《遵生八笺》
《老老恒言》
《明医指掌》
《医学从众录》
《读医随笔》
《医灯续焰》
《急救广生集》

四、医论医话医案

《格致余论》
《临证指南医案》
《医学读书记》
《寓意草》
《医旨绪余》
《清代名医医案精华》
《局方发挥》
《医贯》
《医学源流论》
《古今医案按》
《医学真传》
《医经溯洄集》
《冷庐医话》
《西溪书屋夜话录》
《医学正传》
《三因极一病证方论》
《脉因证治》
《类证治裁》
《医碥》
《儒门事亲》
《卫生宝鉴》
《王孟英医案》
《齐氏医案》
《清代秘本医书四种》
《删补颐生微论》
《医理真传》
《王九峰医案》
《吴鞠通医案》
《柳选四家医案》

五、综合篇

《医学启源》
《医宗必读》
《医门法律》
《丹溪心法》
《秘传证治要诀及类方》
《万病回春》
《石室秘录》
《先醒斋医学广笔记》
《辨证录》
《兰台轨范》
《洁古家珍》
《此事难知》
《证治汇补》
《医林改错》
《古今医鉴》
《医学心悟》
《医学三字经》
《明医杂著》
《奉时旨要》
《医学答问》
《医学三信篇》
《医学研悦》
《医宗说约》
《不居集》
《吴中珍本医籍四种》